LE CYNISME PERVERS

Ouvrages d'Alberto Eiguer

Aux Editions Le Centurion, Paris
. *Un divan pour la famille*, 1983. Trad. portugaise, Porto Alegre, Artes Médicas, 1985 ; italienne, Roma, Borla, 1987.

Chez Dunod, Paris
. *La parenté fantasmatique. Transfert et contre-transfert en thérapie familiale psychanalytique*, 1987. Trad. espagnole, Amorrortu, Buenos Aires, 1989 ; italienne, Roma, Borla, 1990.
. *Le pervers-narcissique et son complice*, 1989.
. *La folie de Narcisse. La double conflictualité psychique*, 1991.

Aux Editions Bayard
. *Une fêlure dans le miroir. Aspects rivaux du narcissisme dans la pathologie*, 1994.

Ouvrages collectifs

Chez Dunod, Paris
. *La thérapie familiale psychanalytique*, 1981. Trad. italienne, Roma, Borla, 1983.
. *La thérapie psychanalytique du couple*, 1984. Trad. italienne, Roma, Borla, 1986 ; allemande, Stuttgart, Klem-Cotta, 1991.

Publication du Groupe de recherches sur le couple et l'enfant, Toulouse
. *Le couple : organisation fantasmatique et crises d'identité*, 1986.

Aux Editions Césure, Lyon
. *Les groupes thérapeutiques*, 1987.

Aux Presses Universitaires du Mirail, Toulouse
. *Adolescence, toxicomanies*, 1989.

A L'Harmattan, Paris
. *Emprise et liberté*, 1990.

Aux Editions de l'UFR de Bobigny, Cahier 47
. *L'objet transgénérationnel*, 1991.

Aux Editions Hommes et Perspectives, Marseille
. *Portrait d'Anzieu avec groupe*, 1992.
. *Violence. Penser. Agir. Transformer*, 1994.

Illustration de couverture : Martin Schongauer (vers 1450-1491)
Deux hommes marchant de compagnie (gravure au burin)
Cliché photothèque des Musées de la Ville de Paris,
ISBN : 2-7384-3155-0

Alberto EIGUER

LE CYNISME PERVERS

Éditions L'Harmattan
5-7, rue de l'École-Polytechnique
75005 Paris

Psychanalyse et civilisations

Collection dirigée par Jean Nadal

L'histoire de la découverte de la psychanalyse témoigne que démarche clinique et théorie issues de champs voisins ont concouru, par étayage réciproque à élaborer le concept d'inconscient, à éclairer les rapports entre pathologie et société et à reconsidérer les liens entre le malaise du sujet singulier et celui de la civilisation.

Dans cette perspective, la collection "Psychanalyse et Civilisations" tend à promouvoir cette ouverture nécessaire pour maintenir en éveil la créativité que Freud y a trouvée pour étayer, repenser et élargir la théorie. Ouverture indispensable aussi pour éviter l'enfermement dans une attitude solipsiste, qui en voulant protéger un territoire et préserver une identité, coupe en réalité la recherche psychanalytique de ses racines les plus profondes.

Déjà parus :

Rêve de Corps, Corps du Langage, par J. Nadal, M. Pierrakos, M.F. Lecomte-Emond, A. Ramirez, R. Vintraud, N. Zulli, M. Dabbah.
Oralité et Violence, par K. Nassikas.
Emprise et Liberté, par J. Nadal, N. Rand el M. Torok, A. Eiguer, R. Major, R. Dadoun, M.F. Lecomte-Emond, H. Ramirez.
La pensée et le trauma, par M. Bertrand.
Mot d'esprit, inconscient et événement, par M. Kohn.
La diagonale du suicidaire, par S. Olindo-Weber.
Journal d'une anorexie, par K. Nassikas.
Le soleil aveugle, par C. Sandori.
Ferenczi et l'école hongroise de psychanalyse, par E. Brabant.
Les fantômes de l'âme, par C. Nachin.
Psychanalyse en Russie, par M. Bertrand.
Freud et le sonore, par E. Lecourt.
Pour une théorie du sujet-limite, par V. Mazeran et S. Olindo-Weber
Ferenczi, patient et psychanalyste, Collectif dirigé par M. Bertrand.
Le cadre de l'analyse, Collectif, colloque du Cercle freudien.
La métaphore en psychanalyse, par S. Ferrières-Pestureau.
L'expérience musicale. Résonances psychanalytiques, par E. Lecourt.
Dans le silence des mots, par B. Roth.
La maladie d'Alzheimer, "quand la psyché s'égare...", par C. Montani.
Lire, écrire, analyser. La littérature dans la pratique psychanalytique, par A. Fonyi.
Métamorphose de l'angoisse. Croquis analytiques, par J. Arditi-Alazraki.
Idées en folie. Fragments pour une histoire critique et psychanalytique de la psychopathologie, par J. Chazaud.

A paraître :

Culture et Paranoïa à propos du cas Schreber, Collectif dirigé par Prado de Oliveira.
Langue arabe, corps et inconscient, Collectif dirigé par H. Bendahman.

TABLE DES MATIÈRES

III

La transmission de l'imposture. Les ascendants du pervers. Héritage transgénérationnel

IV

INTRODUCTION

1. *Intérêt du cynisme*

Ce n'est que longtemps après le "début de sa carrière" que le terme "cynique" en est venu à désigner des êtres obscènes, des insolents sans scrupules, des dénigreurs de ce qui est beau et noble, des dévastateurs de la morale, des alarmistes annonçant avec satisfaction des catastrophes à venir. Dans la Grèce antique, à la suite d'Antisthène et de Diogène, ceux que l'on nommait Cyniques n'étaient pas des pervers mais des philosophes en rien immoraux qui cherchaient simplement le bonheur par l'exaltation solitaire de la volonté. Ils critiquaient, certainement, la Société, l'appât du gain, la mode, l'opinion répandue, la pédanterie, le manque de solidarité — non sans insolence —, mais ils s'imposaient à eux-mêmes une vie ascétique. Les Cyniques grecs étaient des philosophes du refus et de la démythification qu'ils poussaient jusqu'aux limites les plus lointaines. Ils opéraient cette remise en question qui est la condition de tout savoir et dont nous sommes assurément les héritiers. Leur opposition radicale les confronta même à un Socrate, qui espérait surmonter les limites de notre intelligence par la "science". Malgré cela, en rejetant toute concession, ils ont rempli une fonction essentielle : les Cyniques furent les lointains prédécesseurs des philosophes Sceptiques des XVIe et XVIIe siècles, les fondateurs de la méthode scientifique.

Le scepticisme de Montaigne, celui des Empiristes anglais, celui des Criticistes et des Positivistes leur doivent quelque chose.

Dans la clinique, ces positions, si nous nous autorisons à avancer une équivalence entre un état morbide et une philosophie, rappellent celles de l'*obsessionnel*, dont le scepticisme constitue l'un des traits essentiels: refus des convenances et du consensus, blâme des mauvaises mœurs, sens critique aiguisé (recherche de la petite bête) et, dans le transfert, objection méthodique des interprétations.

Cependant, toute ressemblance entre le scepticisme scientifique et celui de l'obsessionnel fait long feu. Tous les philosophes cités ont déployé leur scepticisme pour remettre en cause l'omnipotence de la pensée et de la spéculation comme seuls moyens d'accès à la vérité, et cela afin de laisser parler le champ du monde matériel, de rester ouverts à l'apprentissage par l'expérience. Leur critique de l'intelligence ne fut pas radicale, encore moins paralysante (comme chez l'obsessionnel).

Nous avons, en tant qu'analystes, un parti-pris épistémologique où la réflexion métapsychologique est inspirée de notre contre-transfert avec nos passions, nos échappées spéculatives mais toujours, je crois, ressaisi et recentré par nos prises de conscience. Ce dernier aspect du contre-transfert représente notre variante du Scepticisme scientifique. En cela l'analyse propose une méthode originale.

2. *La parodie des mœurs*

J'aimerais maintenant présenter une esquisse clinique du *cynisme*, trait omniprésent et figure représentative chez les pervers, qu'ils soient des pervers sexuels ou de caractère, et à propos duquel j'ai voulu, en commençant, bien différencier les caractéristiques par rapport au scepticisme (en anglais, sceptique et cynique peuvent s'utiliser de façon indistincte).

Mon choix du cynisme se justifie par la place centrale qu'il occupe parmi les traits du caractère pervers : il organise un discours qui prêche l'absence de morale, le dénigrement du désir ; suspendu à sa rancœur, il justifie ses exactions parce qu'il a été "la victime" d'anciennes privations et traumatismes, certainement pénibles. D'autres de ces traits lui sont proches : indifférence, absence de scrupulosité, effronterie, cruauté, affabulation, imposture.

Je voudrais également souligner que le cynisme ne devrait pas être réduit à l'ironie ou au sarcasme, auquel il est souvent associé. Comme j'essaierai de le montrer ici, le cynisme implique toute une vision du monde, il embrasse toute l'activité psychique.

Il faudrait se demander si l'on peut concevoir un pervers sans ces aspects de perversité, s'exprimant notamment dans le transfert, et *absents dans le cas des régressions de type pervers chez le névrosé.*

Quoi qu'il en soit, les patients pervers que nous recevons en analyse apparaissent fréquemment très éprouvés, voire dans *un état critique*, de sorte que leur potentialité caractérielle n'est pas trop évidente, bien qu'elle puisse devenir plus nette dès que le cadre étayant donne l'occasion au patient de se reconstituer narcissiquement. A ce moment, nous pouvons nous sentir roulés.

B. Joseph (1969), en entendant les propos enivrants d'un patient fétichiste, les compara après-coup, lorsqu'elle s'aperçut de leur côté artificiel, à des lèvres qui frottaient avec volupté le mamelon analytique. Les thèmes traités s'accommodaient de ceux supposés convenir à l'écoute, excitant la curiosité de l'analyste. Ils sollicitaient même des interprétations précipitées chez ce dernier, souvent incorrectes. Dans d'autres cas, je l'ai constaté auprès de mes patients, c'est le dénigrement franc de la technique et de l'éthique des analystes, dénonçant leur "fausseté", leurs "buts cachés et sournois".

Tantôt par la dérision, tantôt par un discours idéologique où l'argumentation est une invite à la riposte de l'analyste, le cynisme du patient se manifeste bruyamment si la loi du cadre est maintenue avec vigueur. Le désir de corrompre les règles du contrat se traduit chez le patient par la proposition d'un autre contrat : si l'analyste abandonnait ses propres buts, s'il se détournait de la loi analytique, il gagnerait un surplus de vénération narcissique. Afin d'imposer ce pacte satanique, l'*adulation* alterne avec le *rabaissement*, qui utilise les éléments connus ou fantasmés de la réalité de l'analyste, de ses choix théoriques, de sa vie privée le cas échéant.

Je parle ici du cynisme dans le transfert, qui est de nature semblable à celui que le patient met en scène dans ses rapports avec les autres. Pensons à Don Juan, promettant à son père de se corriger pour s'adonner ensuite à la luxure avec d'autant plus ardeur. Souvenons-nous du docteur Mengele qui fredonnait "L'Adieu à la vie" de Puccini en envoyant les martyrs à la chambre à gaz.

Un souteneur à sa prostituée : "Qui pourra t'aimer autant que moi ?" La prostituée au souteneur : "Qui te sera aussi fidèle que moi ?"

Comme le souligne Tomassini (1992), l'intolérance à la séparation pousse le pervers à la recherche de l'extase sensuelle à travers la déviance du but ou de l'objet de la pulsion. On peut dire que le cynique aspire également à la paralysie de l'objet, ne tolérant pas que ce dernier désire séparation et indépendance, même une quelconque velléité auto-érotique de rester au contact de son propre objet interne. Le cynique semble désirer désarticuler les liaisons inconscientes qui témoignent de l'amour professé par l'autre de l'objet envers l'objet. Le scepticisme du cynique a cette particularité qu'il remet en question les croyances, les valeurs, les plaisirs, les attachements chez cet autre, par des moyens directs ou plus fréquemment indirects et allusifs. Bon nombre de ses arguments soulignent la "tromperie" et la "fausseté" de l'amour.

L'obsessionnel sceptique peut induire, par identification projective, que l'autre critique son désir, qu'il en soit dégoûté. Le pervers-cynique va plus loin : il vise à ce que l'autre éteigne la source pulsionnelle de son désir. On peut y voir la rage envieuse des potentialités vitales et psychiques de l'objet, autrement dit l'envie de sa capacité d'éloignement.

Il s'y dévoile tout à la fois l'impossible défusionnement du cynique, son déni du corps marqué dans son genre sexuel, sa possessivité et son sadisme jusqu'au-boutistes dans la destructivité.

Arrivé à ce point, j'aimerais émettre quelques réserves à propos des conclusions de M. Tomassini (*op. cit.*), sous forme de questions que je formulerai ainsi. Alors qu'ils n'ont pas vécu une authentique relation d'objet fusionnelle leur donnant l'impression d'une continuité narcissique avec la mère, peut-on affirmer que les pervers souffrent d'une perte d'objet ? Autrement dit, est-il possible que le sujet éprouve une angoisse de séparation s'il n'a pas été "uni" à l'autre ? (C'est l'hypothèse centrale de cet auteur.)

En quoi pourrait-on alors différencier les pervers des dépressifs ? ; la défense perverse de la défense maniaque ?

En parlant de déni perceptuel de la castration de la mère, Freud n'est-il pas en train de décentrer la question du sujet pervers, en nous signifiant que ce dernier est aliéné dans la mère, donc confondu avec elle ?

3. *Le drame d'être toujours ailleurs*

a/ Le cynique crie fort son double drame paradoxal, il est à la fois hors-fusion et irrémédiablement collé à l'objet. Il prône le détachement, il ironise sur la futilité de tout attachement parce qu'il ressent au fond de lui le vide d'un lien qu'il n'a jamais réussi à établir. En même temps, il pousse à l'extrême la paralysie de toute volonté de détachement : si l'objet décide de s'éloigner, il "finira" exsangue, sans vie. C'est un voyeurisme sans voyeur, parce que le regard s'aliène dans le perçu, se fond dans le spectacle. La perception, on le comprendra, n'advint pas (encore) représentation.

b/ Le cynique fonctionne alors comme un *intrus*, il éprouve le besoin compulsif de dissocier le mamelon plaisant du sein nourricier ; ce dernier, de la mère qui le contient et qui en est la source de pensée et d'amour. Il lui faut disséquer le corps, l'éparpiller, étouffer ses palpitations, ses révoltes, en somme ses désirs.

c/ S'il y a angoisse de perte, elle n'est pas tant déclenchée par le sein nourricier ignoré car dénonçant appétit et dépendance, que par *le mamelon* éclatant dans sa capacité à procurer de la jouissance. Peut-être que le pervers vit l'excitation de ses lèvres comme capable d'engendrer la volupté que le mamelon ressent. Sa propre volupté se substituerait à tout besoin, à tout désir.

Si mes idées se révèlent correctes, il nous serait plus aisé de comprendre les rapports de coexistence et de voisinage entre les addictions, l'alcoolisme, les conduites ordaliques, la boulimie/anorexie et les perversions. Quoi qu'il en soit, l'"agrippement" à la volupté apparaîtrait, si j'ai bien compris Tomassini, comme le dernier recours du pervers, pour éviter de sombrer dans le désespoir.

Les cyniques le proposent comme remède à autrui, remède qui leur est utile à eux aussi : pour éviter l'angoisse de séparation, il n'y a qu'à éprouver et à faire éprouver les délices de l'esclavage.

d/ On trouve certainement de nombreuses analogies entre, d'une part, l'exaltation et la recherche de perfection dans le fantasme du retour au ventre maternel et, d'autre part, l'exaltation glorifiée et préconisée par le cynique.

J'entrevois une filiation, une continuité qui va de la croyance dans la félicité absolue, passant par l'idéalisation enivrante du mamelon, le plaisir corrosif à noircir le monde, jusqu'à l'éblouissement pour la brillance du phallus dans l'idolâtrie du fétiche[1]. Si nous imaginons cette filiation comme un parcours, où le même sentiment revêt d'autres contenus, on constate que le champ se rétrécit et se spécialise, mais en renforçant l'intensité de l'éclat. Un pas reste à faire au sujet pour se considérer comme un être révélé, autrement dit choisi par Dieu ou par le destin, ce qui lui autorise la dérision et la transgression.

e/ Le sentiment d'invulnérabilité viendrait de l'adoption emblématique de l'objet partiel, il expliquerait aussi l'efficacité de l'identification projective, tout auréolée par cette inspiration supérieure. Il faut évidemment beaucoup de force pour se permettre une telle impudence. Le cynique pressent que chez tout humain dort un transgresseur. Il sait en capter les signes et les exploiter. Son discours illusionniste n'est jamais sans but car il soupçonne toute âme corruptible, tout être porteur d'un deuil inachevé et voulant se débarrasser du poids de la faute.

Que l'enjeu majeur de la psyché soit la perte, ce sont les cyniques, avant les analystes, qui l'ont compris.

Les premiers jalons de ma réflexion posés (à lire comme un résumé avant le développement), je me propose d'examiner progressivement les formes de pensée qui entrent en compte dans le Cynisme philosophique et le scepticisme. Cela introduisant l'étude du cynisme pervers.

4. *Disposition de l'ouvrage*

Dans le *premier chapitre*, le rappel historique du courant philosophique Cynique nous introduit dans le champ des préoccupations de la Grèce ancienne qui ont abouti à la formation d'un ordre moral nouveau, austère et rigoureux. Chez les membres de ce courant, le scepticisme apparaît dans leur regard envers le monde. Une philosophie de la critique et de l'ascétisme et une organisation psychique, que nous reconnaîtront comme obsessionnelles, vont s'y côtoyer, tantôt proches, tantôt lointaines. Pourquoi la philosophie réussit-elle là où la pathologie échoue ? Que nous délègue l'une dont elle nous enrichit, que l'autre n'arrive pas à communiquer ?

1. Question : ce ne serait pas un érotisme de la muqueuse anale ou de son muscle, mais découlant de la nature des fèces ? "Avec un morceau mort de mon corps, je me plais à barbouiller les autres."

Le *deuxième chapitre* traite du cynisme dans la clinique des perversions, de son étendue, de son intérêt. Ses relations objectales sont examinées ; la fonction (le dysfonctionnement) du Surmoi, également. Quel type de lien de dépendance instaure le cynique avec l'autre ? Qu'est-ce qu'il veut prouver ? Et qui s'étaie sur qui, le naïf sur le tricheur, ou l'inverse ?

Dans la partie appliquée, je m'occupe de la transmission transgénérationnelle (*troisième chapitre*), de l'héritage psychique que reçoivent les patients pervers qui les entraîne dans le cynisme et dans l'imposture. Quelle économie permet le développement d'une telle transmission, aussi bien chez le patient que chez chacun de ses parents et ancêtres ?

Les défenses perverses chez les *patients-limites,* fréquentes et peu étudiées, font l'objet du *quatrième chapitre.* La diversité de leur expression — illustrée ici par différents cas — traduit le polymorphisme de ces organisations, que j'essaie de saisir d'après le modèle théorique développé dans le deuxième chapitre.

Le *cinquième chapitre* traite du scepticisme dans l'esprit de l'analyste, point de départ d'une étude historique du Scepticisme philosophique.

En se présentant comme une crise d'incrédulité subite et inattendue à propos de l'un des principes théoriques ou pratiques de l'analyse, ou même lors de la cure à propos de son patient, le scepticisme contre-transférentiel est à comparer à cet autre scepticisme qui anime couramment la démarche de l'analyste lorsqu'il se refuse à cautionner ce qui semble évident, et ensuite lorsqu'il se livre à un examen critique de ses impressions inattendues. A ce moment, l'analyste éprouve un désir urgent de comprendre.

Je rappelle la façon dont Freud traversa des passages semblables dans son contre-transfert, le conduisant à changer ses orientations.

Dans le *sixième chapitre,* j'étudie le scepticisme dans une autre de ses manifestations : en tant que symptôme. Sous l'effet du narcissisme agressif dans l'emprise, il rend la démarche du patient particulièrement stérile. Son apparition en séance me permet à propos d'un cas d'aborder le transfert (objections, recherche de la "petite bête", retenue émotionnelle).

I

Les Cyniques dans l'Antiquité gréco-romaine

Au début, nous nous pencherons sur l'origine du mot cynisme. En étudiant la vie et la pensée des Cyniques anciens, nous découvrirons des aspects intéressant la clinique... du scepticisme, et peut-être serons-nous à même de modifier certaines idées reçues. N'ayant pas laissé un corps doctrinaire systématisé, les Cyniques grecs firent de *leur vie une œuvre engagée* où ils mêlèrent provocation et authenticité, discours habile maîtrisant à merveille l'art de la répartie, comme seuls les Grecs en étaient capables. Leurs gestes dégagent beaucoup de sagesse, sûrement plus que ne le ferait une œuvre écrite.

Le mot cynique dérive de *chien*, comme les termes *canicule* et *cannibale* d'ailleurs. Les Cyniques ont fait le choix de mener "une vie de chien", la préférant à la vie confortable et douillette que la cité réservait aux philosophes. Contemporain de Socrate, Antisthène (445-360 av. J.-C.) choisit comme demeure le Gymnase de Cynosarges, dans la banlieue d'Athènes, lieu de rencontre de ceux qui n'étaient pas nés de parents Athéniens. "Le nom [...] de Cynosarges, "chien agile" ou "à l'enseigne du vrai Chien" se prêtait fort bien à identifier de façon mi-humoristique, mi-sérieuse, le genre de vie que les adeptes du mouvement allaient pratiquer dès le début. Tous les jeux de mots seront alors permis pour qualifier l'idéal concret du Cynique, vrai chien toujours prêt à aboyer contre la médiocrité ou l'hypocrisie des gens bien, et déchirant à belles dents toute forme d'aliénation, de conformisme ou de superstition" (Paquet, L., 1975, pp. 2-3)[1]. Malgré son sens péjoratif, le mot chien n'apparaissait pas au Cynique comme un déshonneur. Il le vivait au contraire dans la fierté de se voir reconnu comme un *marginal*, amant de la nature, la préférant même à la vie des hommes et à leurs dévoiements, que le Cynique dénonçait ainsi avec d'autant plus d'énergie. La "demeure" du chien se situait à l'extrémité des villes, en marge du monde civilisé.

L'animal méconnaît ce que les hommes ont inventé pour se penser supérieurs : rang social, lignée prestigieuse, luxe. Le chien donne l'exemple d'un être vivant qui se fait respecter pour ce qu'il est, "pour sa valeur propre" (Paquet, L., *op. cit.*, p. 10).

Et s'il fallut aux Cyniques un modèle mythique auquel se référer, ce fut celui d'Héraclès, le héros tant admiré des Grecs pour sa détermination, pour son goût des entreprises périlleuses, voire démesurées ; le héros qui ne s'arrêtait devant aucun sacrifice.

Le genre de vie choisi par les Cyniques en application directe de leur pensée se voulait *simple* et *pauvre* (Diogène vivait dans un tonneau), en contact avec la nature : cheveux longs, pieds nus, corps sale. Antisthène et Diogène, son premier disciple, portaient pour seul vêtement un manteau doublé, qui leur servait aussi bien de couverture que de matelas. Antisthène se procura un bâton ; il avait pour tout bagage une besace. Bon nombre de ses adeptes devinrent des mendiants ; certains abandonnant richesses et confort, comme Cratès (365-285 av. J.-C.) et Hipparchia qui, éprise de lui, décida de le suivre malgré les avertissements de sa famille et la réticence du premier. Ne trouvant plus d'arguments pour éloigner Hipparchia, Cratès enleva ses vêtements devant elle et lui dit : "Voilà ton futur et tout ton avoir, décide-toi en conséquence, car tu ne sauras être ma compagne à moins d'adopter aussi mes habitudes de vie." Et elle préféra s'unir à l'homme qu'elle regarda dans toute sa nudité... (Paquet, L., *op. cit.* p. 114.)

L'idée de *pauvreté* faisait suite, dans la philosophie Cynique, à l'exaltation de la *nature*, idéalisée par contraste aux méfaits attri-

1. Je tire de l'étude documentée et très complète de Léonce Paquet des références nombreuses sur le Cynisme ancien.

bués aux ambitions des hommes qui finissent par la dégrader. Ils s'opposaient aux conventions humaines, même à leurs lois. *Saine* et *noble*, la nature procure des mets simples, l'eau fraîche, suggéra Bion de Borysthène (325-255 av. J.-C.), philosophe caustique, qui ne manquait pas de critiquer également la religion ; les dévoiements des pratiques des devins sans scrupules. La culture, la sagesse, la vertu leur apparaissaient comme des biens infiniment plus chers que les richesses matérielles.

Diogène appréciait le contact de ses pieds nus avec le sol, la chaleur du *soleil* qui réchauffe avec générosité le corps en hiver. “Eloigne-toi du soleil”, a-t-il ordonné à Alexandre le Grand quand celui-ci vint lui rendre visite. Cette fameuse phrase relativise la vanité de la gloire : aussi grande soit-elle, elle ne saurait dépasser le soleil ou se substituer à ses bienfaits, qu'il offre avec prodigalité.

Le choix de la pauvreté allait de pair avec la préférence pour une vie ascétique, trait que nous reconnaissons d'ailleurs chez nos patients obsessionnels : refus de tout excès car “plus l'on possède, plus on reste insatisfait”. Il n'est possible de vivre avec modération que si l'on est dépourvu de tout. Pour les Cyniques, leur ascèse faisait en quelque sorte la démonstration concrète que tout plaisir corrompt. L'être humain n'aime pas partager. On demanda à Diogène pourquoi il sollicitait l'aumône d'une statue : “Je m'habitue au refus”, répliqua-t-il. (Paquet, L., *op. cit.*, p. 66).

Au-delà des effets de rhétorique, l'ascèse fut pour eux un choix délibéré. Le Cynique veut, certes, éviter la dépendance (“se suffire à soi-même”), mais il espère également atteindre quelque perfection narcissique dans la maîtrise de ses besoins et de ses désirs. Il exalte l'entraînement aux privations, l'effort qui permet la conquête sur sa propre nature.

Héraclès (le héros de la formation réactionnelle et de la réparation maniaque), qui “en faisait souvent trop”, plus que ce qui lui était demandé, confortait leur idéal de l'effort.

L'exemple de Socrate subissant sa mort vient à l'esprit. Les Cyniques se référaient fréquemment à ce dernier : exemple d'impassibilité, de patience ; il avait supporté les colères de sa femme sa vie durant. Le triomphe sur l'adversité se fera par la maîtrise de sa propre colère ou de sa propre souffrance…

Diverses sources témoignent des idées de modération. L. Paquet rappelle que, selon Démétrius, Cynique romain de l'époque de la renaissance de ce courant de pensée, “les coups du destin sont nécessaires à la vraie vie" (p. 226). Antisthène (p. 30) proclamait que la "prudence est le plus sûr des remparts : il ne saurait s'écrouler ni être livré par trahison". Cette métaphore du rempart nous dévoile que, pour le Cynique, la prudence protège des contrariétés et des adversités ; la prise de risques rend-elle aussi vulnérable ?

Leur philosophie permit à bon nombre de Cyniques de supporter l'*esclavage*, Diogène ; ou l'*exil*, également Diogène, Cratès, Télès (3ème siècle av. J.-C.), Dion (40-41 ap. J.-C.) ; Favorinus d'Arles — disciple de Dion —, qui écrivit un traité sur l'exil riche en recommandations quant aux épreuves que le sage doit endurer pour le supporter avec "grandeur d'âme". Ulysse, déjà, sut braver et surmonter les écueils de l'exil. Et la contrepartie de la perte de la patrie est la liberté de circuler de par le monde, comme dans le bel exemple des oiseaux migrateurs. Puisque l'autochtone ne connaît pas la lignée d'où descend l'exilé (son patronyme ne lui dit rien), celui-ci ne sera apprécié que *pour soi-même* et pour *ce qu'il est capable* de réaliser (p. 217-221). (Cela nous rappelle l'idéal républicain et bourgeois né à l'époque moderne.)

1. *Le scepticisme des Cyniques grecs*

Emergés de la puissante Ecole socratique, tout comme les Sceptiques et les Stoïciens, les Cyniques firent du scepticisme une des pièces maîtresses de leur sagesse ; peut-être étaient-ils plus radicaux que ces autres philosophes et, par cela même, leur pensée n'aboutit pas à un système d'idées. Le Stoïcien Sénèque, qui vécut à l'époque de Néron, professait un grand respect pour les Cyniques grecs, de l'admiration même. Leur stoïcisme était inscrit dans le refus des excès et des illusions qui font courir les humains et les remplissent d'orgueil : argent, pouvoir, maîtrise de la réalité.

Diogène critiqua chez Platon la profusion de son œuvre (p. 53). Il réagissait certainement en envieux, ce qui le rendait corrosif. "Un jour que Platon avait invité chez lui des amis venant de la part de Denys, Diogène, marchant à deux pieds sur son tapis eut ce mot [...] : "Je foule aux pieds l'orgueil de Platon", et Platon aurait repris : "Oui, avec un autre genre d'orgueil, Diogène !" A une autre occasion, Diogène demanda à Platon du vin, puis des figues sèches : Platon lui en envoya une jarre pleine. Diogène lui dit alors : “Si on te demandait combien font deux plus deux, répondrais-tu vingt ? Tu ne sais donner exactement ce que l'on te demande, pas plus que tu ne réponds exactement à la question posée.” Il se moquait ainsi de lui, comme d'un bavard prolixe.” (Paquet, L., *op. cit.*, p. 53.)

Nous ne voulons pas dire que les Cyniques ont adhéré à la philosophie Sceptique car ce ne fut pas le cas, mais que leur comportement était imprégné de scepticisme. Rappelons-nous que le Scepticisme antique avançait que l'esprit ne peut atteindre aucune vérité générale. (Les cyniques la cherchaient d'une certaine manière.) En revanche, l'attitude psychique sceptique n'est pas une méthode rationnelle, provoquée : incrédulité, méfiance à l'égard de la réussite d'une entreprise, de l'obtention d'un résultat ; doute sur la véracité d'une nouvelle entendue, sur le bien-fondé d'une impression ou d'une idée.

Il convient toutefois de préciser que le philosophe Cynique Bion de Borysthène (325-255 av. J.-C.) montre des sympathies pour le courant philosophique Sceptique — a/ Deioclès de Cnide nous le rappelle, Bion utilisait la “suspension du jugement” ou le “refus de se prononcer”. b/ Bion soulignait que si l'on admet l'erreur, c'est que l'on doit être sûr d'accéder à la vérité, mais pour croire que la vérité existe (après une correction supposée de l'erreur), on devrait déjà la connaître. (Nous reviendrons au chapitre cinq sur le Scepticisme antique.)

Les Cyniques tentent habituellement de démonter les convictions des autres, la vanité des plaisirs. Bion de Borysthène se moquait même de la poésie, de la musique et de la gymnastique, ou plutôt de ceux qui les pratiquaient. Des Cyniques, dont lui-même, ne croyaient pas aux dieux, ni au besoin de rituels et de prières.

Dans ses *Discours*, Dion Chrysostome reprend des propos de Diogène tenus en différentes circonstances (p. 167 et suiv.). Au vainqueur de la course aux Jeux Isthmiques (Isthme de Corinthe), Diogène essaie de montrer que son triomphe ne vaut pas grand chose : il ne pourrait pas courir plus vite qu'un renard, il n'a dépassé que d'une enjambée son concurrent, cela ne le rend pas plus sage, ni plus intelligent qu'auparavant... etc., etc. Devant l'athlète, le Cynique ne voit que du narcissisme combatif. Il réprouve méthodiquement toute satisfaction égotique qui serait servie par un projet dont la réalisation nécessite de l'entraînement et de la constance, alors même que lui, il ne fait que prêcher l'effort et la patience. Si le Cynique voit un mérite chez l'athlète, dans ses privations, il condamne l'exercice d'un sadisme pouvant s'exprimer par le *triomphe* sur un rival sportif, voire son écrasement.

Toutefois, Diogène n'était pas moins dur dans son discours. En fait, le discours Cynique s'articulait autour de la critique des plaisirs, du désir du pouvoir et des richesses. Il exécrait les avares et les flatteurs, et à un certain degré, les femmes. Nous allons en donner quelques exemples.

Soulevons l'*opposition entre effort et plaisir*. Le Cynique ne voyait le suprême plaisir que dans l'effort, un effort qui émiette, triture, évapore si possible l'excès de plaisir, ou le distille au compte-gouttes.

La rencontre entre Diogène et Alexandre de Macédoine fut citée par différents auteurs, en rappelant le respect que les Anciens témoignaient au philosophe. Même ce grand roi vint chercher la sagesse auprès du philosophe mendiant. Dion Chrysostome restitue longuement les propos tenus par Diogène (cités par Paquet, L., *op. cit.*, p. 179). "... Il y a, pour ainsi dire, trois types de vie dominants, dans lesquels la plupart des gens s'embarquent, ma foi, sans beaucoup d'examen ni de considération de l'esprit, mais plutôt comme poussés par le hasard et un instinct aveugle. On doit pareillement affirmer qu'il y a autant d'esprits différents, que suit et sert la masse ignorante, les uns suivant celui-ci, les autres celui-là, tout comme la troupe perverse et licencieuse des fêtards court derrière le misérable fou furieux qui les mène. De ces genres de vie dont j'ai parlé, l'une est sensuelle et molle, eu égard aux plaisirs de la chair, l'autre s'attache aux biens et à l'argent, tandis que la troisième est plus évidente et beaucoup plus désordonnée que les deux autres — c'est celle qui aime la gloire et les honneurs — puisqu'elle manifeste un trouble plus remarquable et une folie plus violente en se faisant illusion à elle-même au point de croire qu'elle est amoureuse de quelque noble objet. [...]"

2. *"Ton ennemi est en toi-même"*

Dans son sermon, Diogène reprit le précepte d'Apollon "Connais-toi toi-même", en insistant sur le fait qu'Alexandre ne voyait que les ennemis extérieurs, alors qu'il était lui-même *son propre ennemi*, et cela aussi longtemps qu'il s'ignorerait. "Sache bien [lui dit Diogène] que tu ne seras jamais un roi avant que tu ne te sois concilié ton bon génie, que tu en aies pris soin comme il faut et que tu l'aies rendu maître, libre et royal, et non pas, comme tu l'as à présent, esclave, servile et pervers" (p. 178). "Désireux alors de gagner sa faveur, et de lui montrer du même coup qu'il n'était pas incapable de redresser un discours, quand bon lui semblait, comme un cheval dressé et docile, Diogène se mit, comme suit, à lui parler des esprits. A savoir : les bons et les mauvais esprits, qui apportent le malheur ou la chance, ne résident pas en dehors de l'homme ; l'intelligence propre à chacun est elle-même l'esprit de celui qui la possède ; l'esprit d'un être sage et bon est bon, celui du pervers est mauvais..."

Diogène examine les différentes formes qu'adopte l'*esprit vil et pervers*. Celui qui cherche les honneurs dépend misérablement des autres. Quand l'ambitieux reçoit des éloges, son âme s'enhardit, mais elle s'abaisse lorsque le vent lui est défavorable.

Diogène ne place certainement pas sur le même plan l'esprit ambitieux, l'esprit avare et celui qui cherche le plaisir. L'esprit avare s'économise, quitte à écraser "son homme" par la faim ou "la mendicité la plus complète", alors que l'esprit de plaisir se dépense, l'esprit ambitieux craint le déshonneur, "son âme se déchire". Mais tous ces esprits sont prisonniers de leurs excès qui finissent par conduire à la perte de l'individu (p. 187). Si ces différents esprits habitent le même être, les déchirements, les conflits ne lui sont pas moins néfastes.

On perçoit chez Diogène une intuition concernant les besoins du narcissisme et les désirs érotiques, dont les exigences et les attraits alternatifs et contradictoires seront soulignés par Freud. La philosophie de Diogène essaie de détourner l'homme de ses pulsions conduisant aux tentations, en affaiblissant sa volonté.

Les Cyniques n'étaient pas les seuls à le postuler. S'ils se montrent comme des marginaux, des excentriques, ils ne s'en inscrivent pas moins dans tout un courant idéologique, répandu à leur époque et ayant même abouti à des réformes politiques et juridiques (Vernant, J.-P., 1974). "Dans une période de crise sociale et d'effervescence religieuse, la Grèce construit une éthique de sagesse, de *sophrosunè*, qui rappelle la Chine : refus du luxe, condamnation de la richesse, de l'excès, de la violence ; exaltation de la modération, du contrôle de soi, de la juste mesure. Cet idéal moral, par l'action des législateurs, s'oriente vers les réalités sociales et tend à les modeler. Il s'agit de rendre le groupe humain équilibré, harmonieux, uni ; de rationaliser les relations sociales, de les mesurer, de leur imposer un modèle géométrique. [...] Les *nomoi*, l'ensemble des règles que les législateurs instituent, sont présentées comme les solutions humaines visant à obtenir des effets définis : la concorde sociale, l'égalité des citoyens" (p. 98). Vernant rappelle la naissance de la réflexion morale, avec Socrate, et de l'éthique, discipline humaine autonome, et qui prend corps dans les conduites concrètes du philosophe, sa vie servant d'exemple, puis la discussion, "la recherche de définitions", sa mise à jour (p. 99).

Quant aux critiques de la femme, elles s'inscrivent dans la misogynie des Grecs en général et de leurs philosophes en particulier : considérée comme un être de volupté qui conduit à la débauche, au sacrifice, voire à la perte de l'homme. Diogène préférait satisfaire ses besoins sexuels par la masturbation… qu'il pratiquait en public. L'argument perspicace avancé était qu'il s'agissait d'un *don naturel.* Les hommes parlent avec liberté de leurs vilenies et de leurs crimes, alors qu'ils se refusent par pudeur à parler de ce qui conduit à procréer d'autres hommes. *Un deuxième argument* avancé par Diogène : les femmes — "voyez Hélène" — créent la pagaille, elles sont à l'origine de conflits, de guerres…

En fait, le refus de la femme chez les Cyniques serait une conséquence du refus de la convivialité et du plaisir. Nous pouvons suggérer qu'ils fondent leur humanité sur l'auto-érotisme anal, où masculin et féminin sont indistincts : confluence de l'idéalisation du muscle avec son activité rythmée, et de la muqueuse. Source de désir, la femme romprait l'équilibre que l'on croit trouver par l'indifférence.

Cicéron critiquait le manque de dignité chez Diogène lors de ses pratiques publiques d'onanisme: les êtres humains — rappelait-il — avaient inventé une morale respectueuse de l'intimité sexuelle, la discrétion la concernant est un produit de ce consensus.

3. *Tabou du toucher*

Railler, rouspéter, critiquer, se méfier de la pureté d'autrui, ne sont -ils chez les Cyniques que la contrepartie de *leur tabou du toucher* ?

Quand, dans l'*Introduction*, nous distinguions la philosophie du Cynique ancien de ce que nous entendons aujourd'hui par une psychologie du sujet cynique, nous avons mis l'accent sur le degré de puissance et la qualité dans la disqualification. Si un

Cynique grec se méfie de la pureté de son semblable, c'est qu'il suppose que la pureté existe, prétendant se donner en exemple (il agit en fait en sceptique). Le patient cynique pervers est quelqu'un qui ne croit même pas que la pureté soit de ce monde. C'est pour cette raison qu'il cherche à avilir les êtres nobles, lorsqu'il projette de les persuader de leur naïveté qui leur fait ignorer la perfidie des hommes. Il n'y a pas, chez le patient cynique, cette tension désespérée que l'on voit chez le Philosophe Cynique, entre le pur et l'impur, entre le bien et le mal. Le Philosophe se veut un être *hautement moral* : son *acrimonie* témoigne d'une souffrance devant ses propres interdits. Il désespère en voyant le plaisir corrompre, sans pour autant perdre sa bonne humeur. Pour lui, le mal est dans le désir, malgré les intentions des humains. Pour le cynique pervers, en revanche, le mal est indépendant du plaisir, mais il saura le rendre plaisant.

Le Philosophe Cynique se situe dans un tout autre registre. Il a peur du contact avec le corps, avec ce qui palpite dans la zone érogène, car il y voit probablement un objet mort et repoussant, comme le bâton fécal, qui est le *représentant quotidien de notre auto-destructivité, de notre catabolisme*. La mort n'est pas si exotique que cela, le Philosophe la suppose immédiate, la croit omniprésente, envahissant tout, la peau, l'air, la vie économique. Lui, il sent la pourriture partout. Nous avançons donc l'hypothèse que le Cynisme philosophique se fait le porte-parole de l'angoisse universelle de contamination du monde vital par la substance périssable, par la dépouille mortelle, par notre aspect mort.

Lorsque les mortels ont saisi que leur trajectoire se joue entre la vie et la destruction, que pour qu'il y ait croissance, l'involution doit être mise en échec, il leur est devenu comme indispensable d'apprendre à écarter le produit corporel mort par un *rituel* quotidien accompagnant l'*exonération*, l'excrément leur rappelle ce qui est mort en eux[2]. Cela les a conduits également à adopter des gestes qui le symbolisent. Par la même occasion, ils ont appris le sens de *la discipline et de l'ordre* et ont su en apprécier les avantages. Ils ont pu désormais se consacrer pleinement à bâtir, à

2. J'attire l'attention principalement sur la nature "morte" des fèces, plus que sur l'odeur, le sale, comme on le pense d'habitude. En outre, l'homme primitif a dû s'apercevoir assez tôt de la nature inerte des excréments, ce qui le disposa à les éloigner de lui et à les jeter. Il les rejeta probablement à cause du sens symbolique qui s'en dégageait, avant de comprendre que les excréments pouvaient nuire à sa santé — infections, contamination chimique... (cf. aussi Anzieu, D., 1985.)

profiter de l'air à pleins poumons, avec d'autant plus d'enthousiasme qu'ils connaissent maintenant leurs limites vitales.

De tout cela, le phobique du contact n'est nullement convaincu. Il redoute le retour du "sale", du résidu corporel en décomposition.

Il y aurait à envisager comme deux types de pureté, celle de la perfection, de l'équilibre, du bonheur éternel, de la chute d'excitation propre au narcissisme ; et une autre, celle du plein exercice de la loi. S'attend-on pour la noblesse du geste moral à retrouver la pureté narcissique de jadis et que l'on craignait perdue à jamais ? Demande-t-on à la pureté morale de nous consoler de l'impureté du périssable ? S'en remet-on à l'éternité de l'humain, censé tout prévoir et nous préserver des périls ? Renoncement. Délégation à l'ordre social qui saurait faire face à la précarité de l'ordre de la matière.

Or, il convient de noter que ces deux puretés se posent en alternative au désir pulsionnel, vécu comme facteur de troubles et *agent* de la mort, et à ce titre elles font une concession majeure à cette dernière, la plaçant au centre de la vie.

La *corruption morale* ne représenterait pour le Philosophe Cynique qu'une *dégradation du corporel*, alors que pour le cynique pervers elle lui servirait à vérifier l'universalité du Mal. Pour le premier, elle serait un retour vers la matière ; pour le second, un triomphe de la déviance.

Si le Philosophe Cynique refuse le laisser-aller, c'est qu'il craint de perdre ainsi un temps précieux qui devrait en priorité être consacré à la surveillance.

Mais pourquoi pense-t-il que le contact de l'objet-mort s'impose à lui ? (il convient de se souvenir que Freud voyait dans le tabou du toucher le prototype du mécanisme d'isolation - 1909 *a* -). On y voit certes la crainte de la perte de l'*omnipotence rétentive* ; il vaut mieux conserver sous contrôle l'objet mort ; la crainte de tout barbouiller de saleté également. Mais le toucher, outre la contamination, risque de briser un autre tabou, celui d'animer le mort, de le réveiller. D'une part, il s'agit de profaner son repos, l'étanchéité nécessaire entre le monde des vivants et celui des morts, et d'autre part, de l'érotiser vraiment, la *thanatophilie* étant à la fois désirée et redoutée. D'ailleurs, l'interdit du toucher proféré par la mère s'adresse aux parties génitales…

La mort physique est en nous ; familière, elle est animée d'autant plus de force qu'elle est investie de libido narcissique.

Cela nous permettrait de jeter une nouvelle lumière sur les mécanismes issus du contre-investissement si typique des patients anaux ; les *excès* sont à condamner ; le sujet s'en prive par un choix de vie ascétique où il n'y a pas de place pour le luxe, la prodigalité, l'exubérance ou l'extravagance (voir aussi la modération, la sobriété). Ce choix ne serait-il donc pas l'expression de la crainte de l'apparition de la mort ? Plus le plaisir sera grand, plus la mort risque de faire irruption. Chez lui, ce n'est ni la vie, ni la passion intense qui sont battues en brèche, mais au contraire c'est la vie qu'appelle la mort, comme on dit que la vertu appelle Satan...

Illustration 1 - Le "Timon" de Shakespeare

Les récits de la vie des Cyniques, de leurs discours illustrant leur pensée, déclenchèrent l'admiration des philosophes de toutes les époques, malgré leur rejet des conquêtes les plus indiscutablement élevées de la Civilisation.

Il me paraît intéressant, à ce moment de mon parcours, d'analyser une pièce de W. Shakespeare, *Timon d'Athènes*, inspirée en toute vraisemblance d'un personnage réel, qui en vient, après des incidents assez dramatiques, à penser comme les Cyniques et à vivre en ermite misanthrope. Montaigne compare Timon à Diogène, bien qu'il préfère ce dernier.

Timon, homme riche, digne et extrêmement généreux, vécut entouré d'amis et d'artistes qui s'avérèrent plus flatteurs que sincères lorsque, par un revers de fortune, il perdit tous ses biens. Alors, ses amis, auxquels il avait offert banquets, aides matérielles, cadeaux, disparurent. Ils refusèrent de le soutenir. Tous : Ventidius, pour qui Timon avait payé une rançon en échange de sa liberté ; son serviteur Lucilius, qu'il avait doté afin qu'il puisse se marier ; des sénateurs qui avaient mangé à sa table ; des commerçants qui avaient reçu des bijoux.

Tous trouvèrent un prétexte pour ne pas l'aider. Mais Timon les invita encore une fois à un banquet. Ce fut le dernier. Les marmites et les jarres furent remplies d'eau bouillante, qu'il leur envoya à la figure et sur leurs vêtements luxueux.

Prenant alors la décision de s'éloigner du monde, il choisit d'habiter près de la mer dans une grotte. Là, il cria son amertume, maudit ses faux amis. Tous les Athéniens devraient disparaître. Le monde est infâme. Il appuie vaguement la révolte d'Alcibiade, qui a ses propres raisons pour combattre le gouvernement.

"Sois comme un fléau planétaire — lui demande Timon — alors que Jupiter suspend ses poisons dans l'air vicié au-dessus d'une ville corrompue. Que ton glaive n'oublie personne ! Sois sans pitié pour la barbe blanche du vieillard honoré : c'est un usurier ! Frappe-moi la matrone hypocrite : elle n'a d'honnête que son vêtement, c'est une maquerelle ! Que la joue de la vierge n'attendrisse pas le tranchant de ton épée ! car ses seins de lait qui, entre les barreaux de sa gorgerette provoquent le regard de l'homme, ne sont pas inscrits sur la page de la piété : condamne-les comme d'horribles traîtres ! N'épargne pas le marmot dont le sourire en fossette épuise l'indulgence des imbéciles : tiens-le pour un bâtard qu'un oracle équivoque a désigné pour lui couper la gorge, et hache-le sans remords ! [...]"

Dans sa grotte, recevant successivement ses connaissances, Timon tiendra un langage dur et sans pitié, les renvoyant même s'ils souhaitent se racheter (par exemple, les sénateurs, acte V, scène I).

Pour notre sujet, il est intéressant de s'arrêter sur la visite d'Apémantus, Philosophe Cynique. Shakespeare semble avoir une connaissance affirmée de cette pensée ; le personnage de Timon apparaît dans une courte chronique de Lucien, ce qui a pu inspirer le poète, qui apporte néanmoins des éléments originaux. Apémantus fera remarquer son insincérité à Timon : maintenant il "affecte ses manières", ce que ce dernier récuse. Dès lors que l'on adhère à la Philosophie Cynique, le consensus ou la complicité sont impossibles. Celles-ci entreraient en contradiction avec le principe de rejet de tout attendrissement ou d'identification réciproques.

Au début de la pièce déjà, Apémantus critiquait les mœurs des amis de Timon ; il dévoilait leur mondanité, leur hypocrisie, leur malhonnêteté, comme un prophète que Timon ne voulait pas entendre. "Les hommes ferment leurs portes au soleil couchant" (acte I, scène II), augure Apémantus.

Lorsque ce dernier vient visiter l'ermite, il lui reproche encore d'avoir été trop sensible à ses courtisans. Timon n'a pas choisi la vie solitaire par une option réfléchie — lui dit-il —, mais parce qu'il a été déçu et forcé par les circonstances. L'amour de la vie simple comme celle des animaux se fait dans le bonheur. En revanche, Timon reste amer, caresse des idées de vengeance.

Timon réplique qu'Apémantus n'a pas forcément raison de détester les hommes : il n'a jamais été fortuné, n'a jamais rien offert aux autres. Qui sait... s'il était né dans un milieu favorisé, il serait peut-être devenu "un intrigant et un flatteur" (acte IV, scène III) comme les autres. Ensuite, faut-il louer les animaux, alors qu'habituellement ils s'entre-déchirent avec violence ? Le fort dévore le faible, la lionne est orgueilleuse et coléreuse. Animal, "ton unique salut serait la fuite ; ta seule défense, l'absence", s'exclame Timon.

L'œuvre ne se présente pas uniquement comme une allégorie de la pureté, mais comme un conflit entre le fond et l'apparence (Hazlitt, W., 1817, cité par H. Fluchère). "Je voulais dire simplement que sa lucidité [celle d'Apémantus], fonctionnelle en quelque sorte, ne s'exerce guère que sur ce qui est méprisable et haïssable." Après nous avoir rappelé en quoi ces deux personnages restent irritants, H. Fluchère (1959) souligne que dans la confrontation de leurs deux misanthropies, "c'est-à-dire la vision d'un monde animal et d'un monde humain opposés ou réduits l'un à l'autre, c'est cependant une claire vision qui l'emporte, celle de Timon sur celle d'Apémantus". Lors de la scène suivante, Timon, dans un sursaut de lucidité, reconnaît chez son serviteur Flavius honnêteté et sagesse. Timon attendait-il, depuis le début de son exil, un signe d'Humanité ?

Si sa *générosité* a corrompu ceux qui ont reçu ses faveurs, alors elle n'était pas aussi pure qu'il semble nous le dire. Mais Timon meurt sans en prendre conscience. En voulant désacraliser toutes les actions humaines, il s'accuse lui-même. Par excès, par généralisation, sa grogne critique ne fait que pardonner, en dernier recours, ceux qui l'approchent. Les voleurs, par exemple, auxquels il dit : "[...] Je vous montrerai partout l'exemple de brigandage ; le soleil est un voleur : par sa puissante attraction, il dépouille la vaste mer. La lune est une voleuse effrontée : elle soustrait sa pâle lumière au soleil. L'océan est un voleur : sa vague résout en larmes amères les émanations de la lune. La terre est une voleuse qui se nourrit et s'alimente du compost furtif de tous les excréments. Tout vole. Les lois, qui vous réfrènent et vous flagellent dans leur rude toute-puissance, exercent un brigandage impuni." Et cette phrase qui est tout un programme : "Ne vous aimez pas les uns les autres ; allez ! volez-vous réciproquement" (p. 1232). Après ces sentences, les voleurs repartent confus, et dégoûtés de leur métier...

Remarques et commentaires

1. Timon ou Apémantus ne sont assurément pas des personnages plaisants. Ils refuseraient même que nous voulions nous attendrir sur leur sort. Timon, dans sa virulence, dans les malédictions impitoyables qu'il profère, atteint néanmoins une certaine grandeur. En nous prévenant contre la dureté des hommes, il frappe fort nos consciences. Son discours atteint des sommets d'inclémence, rares chez Shakespeare.

Lorsqu'il revient et triomphe sur les Athéniens, à la place de la vengeance implacable que lui a recommandée Timon, Alcibiade laisse agir la *justice*, plus équilibrée, moins haineuse. S'opère alors la différenciation nécessaire entre monde public et monde privé, et apparaissent dans leur vraie dimension l'insensibilité des individus, la sauvagerie des pulsions voraces, qui sont à l'origine de tant de désordres et de douleurs.

2. En essayant de compléter la présentation du Cynisme antique, nous avons déduit son sens, son combat, ce pourquoi il se hausse en critique du monde. Il émerge comme cri de détresse contre l'excès d'intolérance. Il nous fait découvrir ce que Freud a réussi à rendre intelligible bien plus tard ; la couche de civilisation qui recouvre la cruauté humaine est bien mince. En s'emportant, le Cynique ne veut pas que l'on oublie ce malaise qui harcèle l'homme au centre de la cité ; puisque l'on n'a pas d'autre choix, il faut assumer sa solitude.

Mais avec le *Timon*, Shakespeare nous fait apercevoir l'issue : c'est par Alcibiade, le simple, l'homme qui agit et qui prend en main la situation, que l'on peut entrevoir l'*espoir*, même s'il faut mettre la cité à feu et à sang, cité dont l'absence de pitié génère son propre déclin.

3. Le Cynisme antique se révèle encore une fois l'opposé du cynisme pervers. Il postule la *pureté*, alors que le deuxième n'en a cure. Il veut sauver l'homme, alors que le deuxième l'accable ou l'étouffe. Il dénonce les puissants, leur superficialité et leurs abus, alors que le deuxième veut instaurer un pouvoir encore plus annihilant.

Le premier adopte une froideur par nécessité (par contre-investissement), le second en fait un étendard (pour confondre le monde). Le Philosophe Cynique ne peut se permettre l'*attendrissement*, il résiste à la *douceur*, il ne veut pas que la pulsion le prenne par surprise. Pour lui, ce serait "l'abandon", la perte de l'orgueil, le plaisir passif et féminin.

Le cynique pervers, qui n'a peut-être jamais compris ce qu'est l'amour, travaille dans une stricte logique d'*emprise*.

4. Complétant les idées énoncées dans l'*Introduction*, nous dirons que la raillerie, le sarcasme, communs aux deux formes de cynisme, ont un sens bien différent selon le but visé, d'après l'économie qu'ils desservent. Cela modifie grandement leur destin.

Le Cynisme philosophique se retrouve dans quelques traits anaux et obsessionnels, la causticité y est défensive. Elle est presque douloureuse, elle se lamente de ce qu'elle critique. La perversion est faite d'une autre matière, bien que l'analité en soit un élément important... La perversion exécute par son cynisme la démonstration, parfois certes désespérée, que l'être humain n'est pas, que le sujet est vide. Elle n'en fait pas une affaire d'éthique.

5. Alors que le cynique pervers, en désacralisant le beau et le noble, cherche à rendre autrui incrédule, le Cynique philosophique est, lui, le sceptique qui ne croit pas que l'homme possède les qualités requises pour les recycler : c'est-à-dire pour transformer la pierre en or, le solide en gaz (ce qui est *stricto sensu* la signification du mot sublimation).

DANS LES COMPORTEMENTS DÉVIÉS

II

Le cynisme pervers

En examinant la notion de relation d'emprise telle qu'elle se présente chez le pervers, nous pouvons cerner encore mieux les particularités de la parole cynique : *argumentation* qui défend et exalte la sensualité, en avilissant le noble et le pur avec détachement, voire avec délectation, et qui est au service d'une tentative de prise de pouvoir sur autrui plus aisée après le démantèlement de son désir. Le patient se révèle si sourd envers l'objet qu'il est incapable de tirer profit des qualités renarcissisantes d'un lien où cet autre serait pourtant disposé à tout lui offrir.

L'effet de parole est puissant, au moins trois genres de discours y participent : oraculaire, dénigrant et scandaleux (ou blasphématoire, comme le remarque Freud en 1905*b*).

Voilà la bêtise de celui qui se prend pour le plus grand des malins. Il fait toutes sortes d'acrobaties afin d'instiguer la volupté chez l'objet, mais au moment où la satisfaction est à sa portée, il se cantonne dans une démonstration de surpuissance... à propos de son savoir illimité sur le sexe. Dominer au lieu de prendre du plaisir, anéantir la pulsion de l'autre plutôt que d'en recevoir les sortilèges. L'envie lui ôte l'appétit.

Certes, ces remarques peuvent se révéler trop tranchées, excessives, animées d'un certain esprit moralisateur, alors que tout être dispose, aussi discrets soient-ils, des traits pervers. Mais les aspects ici soulignés sont à considérer à l'intérieur de situations cliniques précises, et à ce titre à nuancer d'après l'ensemble de la situation. Il n'en reste pas moins que nous devons — afin de mieux qualifier les données cliniques — éviter toute ambiguïté élaborative, toute concession au bon goût.

Dans les pages précédentes, il a été question d'une série d'idées sur lesquelles j'aimerais insister davantage dans ce chapitre. Je vais les énoncer sous forme d'interrogations.

- Pourquoi est-il si important de donner au cynisme une place privilégiée dans le panorama des perversions ?
- La perversion se sert-elle d'une *relation d'objet* spécifique ?
- Quelle modalité de *Surmoi* y entre en jeu ?
- Le cynisme adopte-t-il des *variantes* selon la forme de perversion ?

La distinction entre perversions sexuelles et perversions de caractère (qui se trouvent être largement majoritaires) perd une partie de son intérêt devant l'observation analytique, quand elle souligne la position nodale de la conduite perverse. Par exemple, s'est-on demandé pourquoi le pervers sexuel a-t-il besoin d'entraîner l'autre (souvent quelqu'un que la fonction prédispose à l'abstinence), par le biais de l'invitation, de la corruption de son désir, du viol de son être intime ?

Le patient est certes très dépendant du symptôme, il est comme attiré ou encore comme envahi par lui, ce qui l'amène à organiser son existence autour de la recherche compulsive de satisfaction. Or le symptôme ne lui dicte pas forcément le sentiment d'être exceptionnel, d'appartenir à quelque lignée divine. Cela viendrait de son organisation inconsciente, nourrie de narcissisme et de revendication. Il serait lui-même comme prisonnier de son symptôme sexuel, tandis que, présents aussi bien chez le pervers sexuel que caractériel, les agissements comportementaux véhiculent son désir profond d'exercer un pouvoir sur autrui, qui est signe de rupture dans la référence à la loi.

Cela ne signifie pas que la distinction entre perversion sexuelle et caractérielle perd de son intérêt ou que les modalités particulières de la déviation sexuelle quant au but ou à l'objet ne gardent pas de leur importance.

J'en donnerai deux illustrations simples : à l'exemple du fétichisme, les perversions solitaires sont tributaires d'une économie différente des perversions "accompagnées", comme le sado-masochisme, cela va de soi. Deuxième cas : quand elle est présente, la *violence* conduisant au viol ou au meurtre traduit le débordement ou l'échec de l'organisation perverse : elle dénonce implicitement la fragilité de cette dernière. En conséquence, un critère devrait prévaloir. La présence de traits de caractère typiques dévoile la structure inconsciente. Par contre, si le patient ne les présente pas, nous pouvons inférer que son passage à l'acte sexuel s'exprime dans le cadre de la régression secondaire à une organisation névrotique. Il est de même intéressant de mentionner l'exemple tout proche des mouvements défensifs pervers de caractère, secondaires à une structure psychotique ou limite (voir *quatrième chapitre*).

Dans l'étude de chaque cas, la reconnaissance du cynisme nous oriente quant à la nature perverse de certaines personnalités, comme les *imposteurs*, les *mystificateurs* et *mythomanes*, les *joueurs*, ainsi que certains *alcooliques* et *toxicomanes*, *boulimiques/anorexiques* et *délinquants économiques* (v. supra).

Or ce qui frappe dans nombre de ces cas est que le cynisme se manifeste même si le patient a une mentalisation pauvre ou une dysharmonie intellectuelle. Parfois c'est sa seule *ressource langagière* ou son *seul langage*, voire sa manière exclusive de *liaison sociale*.

L'intention, autrement dit la visée inter-relationnelle qui a comme but le déclenchement d'une réaction, prime sur les autres fonctions de l'acte sémiotique (sémantique, référentielle ou lyrique). Le malade peut être avare en mots, soit parce qu'il ne les trouve pas, soit par choix : pour se centrer sur ses objectifs.

Si la parole cherche l'efficacité, cela ne signifie pas pour autant qu'elle soit dépourvue d'esprit universel embrassant tout un secteur de l'éthique et de la vision du monde, et cela au-delà de la critique immédiate de telle ou telle conception.

Comme chez le paranoïaque, la parole prétend construire un nouveau système, faisant du locuteur, de celui qui parle, un prophète. Toutefois, à la différence du paranoïaque, le cynique prône l'éthique du ridicule ou carrément celle de l'absence d'éthique.

Le paranoïaque a la prétention de devenir le seul porte-parole de la vérité (mégalomanie oblige), terrorisant son environnement, au besoin. Chez le cynique, ce sont le monde et ses lois qui seront détrônés, afin de détourner autrui de son attachement au Surmoi ; les ambitions du cynique ne sont pas seulement égotiques. Il vise la construction d'un espace où il pourra emprisonner l'objet.

Si la parole se révèle désubstantivée, ou en perte de subjectivation, c'est que les assises narcissiques du sujet sont lézardées.

Un court exemple où l'on voit tout le jeu de paradoxes du cynique. Le *Dealer* : "Vous savez, on mérite bien son pognon, avec les clients qui vous menacent, qui vous collent partout, souvent sans le sou, dangereux s'ils sont en manque et qui vous promettent de vous envoyer les flics à la moindre difficulté. Et puis vous ne savez pas à qui vous fier. On est surveillé partout : les revendeurs, les grossistes, les flics qui cherchent à vous coincer, ou qui sont de vrais «accros» qui veulent la «came» gratis. Puis vous ne savez pas si vous n'aurez pas un client qui vient vous descendre parce qu'il croit que vous lui avez vendu de la trafiquée. Tous des vicieux."

Ici, la plainte au premier plan, les risques du métier, qui prétend ainsi devenir digne et utile aux drogués. Derrière l'omnipotence, le renversement des valeurs, la corruption chez ceux qui sont censés garder la loi. Le vice se présente comme nécessité, comme agent de liaison.

1. *L'entre-deux : ni narcissisme ni objectalité*

Le cynique pervers nous est apparu nageant entre deux eaux. Loin de lui la possibilité de se nourrir du narcissisme maternel, dans la communion primitive. Lancé dans la vie, expulsé du Paradis utérin, devant trouver on ne sait où ni comment le soutien, le réconfort, la sécurité, l'illusion, le nourrisson ne les rencontre pas chez la mère, insensible aux exigences de "l'auto-conservation". Le futur pervers finit par croire que la satisfaction seule va lui donner ce qu'il ne reçoit pas du côté de l'auto-conservation. S'il a besoin de chaleur, le contact caressant, parfois auto-érotique, lui paraît suffisant. S'il a faim, la sensation plaisante des lèvres représentera tout pour lui ; s'il lui faut maintien (*holding*), le plaisir du balancement fera le travail. Et puis si le plaisir oral arrive, il ne sera pas l'œuvre d'une mère, d'un mamelon. Ce seront ses propres lèvres qui exciteront le mamelon et pas l'inverse. (J'ai développé cette idée dans *Le pervers-narcissique et son complice.*) Un *orgasme* peut servir à tout bout de champ : à manger, à être tenu, à être comblé, à penser l'autre. Si l'on est nourri, tenu, comblé par des soins, et si la mère est quand même l'artisan de tout cela, il vaut mieux l'ignorer. Faire comme si elle n'existait pas, ou simplement la désigner comme masque. La vue de son regard, les yeux du nourrisson reflétés dans les siens, ce narcissisme qui est travail d'amour, qui est bonheur de la découverte de son semblable dans l'échange, dans la réponse, cette vue-là sera pour lui simplement préparation à l'orgasme.

Quand les mères n'ont pas pu donner à leur nourrisson l'occasion de "se faire utiliser" au bon moment (utiliser pour jouer au bon et au méchant), on engendre le sentiment que tout a un prix, que "l'utilitaire" domine les rapports humains. Par manque d'emprise au début de la vie, elle deviendra l'instrument social la vie durant.

Ce n'est pas tant que *l'autre* n'existera pas (comme dans l'*autisme*, et encore), mais qu'il faudra faire entrer cet autre dans la logique de l'absence de miroir, d'humanité partagée, pour qu'il baisse son prix, pour qu'il réclame le moins possible et pour qu'il soit en conséquence disposé à se vendre.

La mère du pervers mise tout du côté des sens ou elle est entendue exclusivement dans ce registre, point d'angoisse (qui implique préoccupation primaire), point de ces présences muettes et sourdes, et partout si intenses, que sont les soins immédiats, les mots qui savent transmuter les terreurs. Il ne s'agit pas de carence, mais d'une mère qui subvertit elle aussi les rapports entre plaisir des sens et auto-conservation, entre désir et besoin. Pour faire face au besoin, la volupté le satisfera. Et le désir deviendra le domaine à abattre ; l'agent provocateur qui ruinerait toute l'affaire. A quoi bon imaginer, représenter, penser si l'accomplissement procure de telles béatitudes ? Chaque orgasme irréalisé est un plaisir raté, un plaisir mort, un rien qui s'ajoute au vide.

C'est pour cette raison que les pervers se font les champions du *biologique*. C'est dans sa nature que l'on est un masochiste, un homosexuel ; c'est le corps qui a besoin de prendre de la drogue ou de se priver de nourriture. Le bon argument du "besoin vital", le biologique apparaissant comme plus justifié que le psychique, car ce dernier se révèle signe de faiblesse, d'attendrissement, de dépendance…

2. *Le statut de la perte d'objet*

A la suite de ces réflexions, une question se pose concernant le statut de la perte d'objet. Nous avons émis des réserves sur la prévalence de la crainte de la séparation et de l'absence. La perversion représente-t-elle une stratégie (sensuelle) pour pallier l'angoisse dépressive ? Le changement imprévisible, la fuite sans laisser de trace dans la suite de l'investissement seraient-ils un déni agi de la douleur, abandonner pour ne pas être pris au dépourvu par l'abandon ? ou seraient-ils le signe d'un désinvestissement préalable, par absence de disponibilité libidinale, à l'établissement d'un attachement quelconque ?

Le vide, l'atonie constituent les véritables préoccupations et les plus urgentes, celles qui exigent tous les efforts. Mais comment se ressourcer si l'on n'a point l'habitude de se lier ; si l'identité est traversée d'incertitudes ?

Et à chaque crise, naît une *nouvelle recherche* de voluptés inconnues, la réalité n'apprend pourtant rien à ceux qui se détournent du vrai.

En fait, l'hypothèse de l'angoisse de perte suppose souffrance et culpabilité. Quant à la souffrance, elle n'est pas du tout évidente chez le cynique pervers, souvent réfractaire à toute sentimentalité, à tout attendrissement. Le cynique n'a pas d'alliés ni de rivaux, il n'a que des ennemis.

En ce qui concerne le sentiment de culpabilité inconscient, Freud (1915-16) nous en parle à l'occasion de l'approche du *criminel*, chez qui le *sentiment de faute* le pousse à commettre des exactions. Le sujet se vit comme persécuté par sa culpabilité intérieure mais il la condamne, la considérant comme encore plus rabaissante que toutes les conséquences du délit. Avec la punition, remarque Freud, les criminels parviennent à soulager leurs désirs œdipiens ainsi qu'à apaiser leur sentiment inconscient de culpabilité, qui n'atteint toutefois pas un statut de pensée.

L'angoisse de mort évoque une ancienne blessure consécutive à la disparition de l'objet : le patient lui en garde rancœur, car il lui a "causé" *honte et dépréciation.* Ce n'est pas tant la perte qui semble l'inquiéter mais le dommage narcissique subi. Puisqu'il voudrait corriger rétrospectivement le martyre de l'épreuve, il va jusqu'à imaginer ce qu'il aurait pu infliger à l'autre comme corrections et comme tortures.

Pendant l'absence de la mère, l'enfant n'a probablement pas réussi à penser que le père la satisfait, tellement il la supposait auto-satisfaite. De la jouissance de la mère, c'est lui le garant, quand il ne se pense pas le seul capable de la stimuler.

Il reste à savoir si derrière le tissu de sensualité partagée, recherchée, le *vide* n'est pas d'autant plus *inerte* que les pulsions du Moi n'ont pu s'épanouir.

L'objet de la pulsion sexuelle ne se pose pas ici, comme chez le névrosé, en tant que destinataire final et aboutissement du plaisir génital. Chez le pervers, la pulsion, restée au stade de ses fixations prégénitales, n'a pas été façonnée par les différentes entraves qui auraient atténué sa portée en sélectionnant les buts et les objets susceptibles de mieux servir à la décharge. Il prétend posséder tout et tout de suite, rien ne doit l'empêcher d'atteindre son objectif.

Pour que la perte soit ressentie en tant que telle, il faudrait que le nourrisson ait pu déployer les pulsions de son Moi dans l'échange génératif entre son narcissisme et celui de la mère, et plus tard que la sexualité étayée sur cette couche ait pu émerger, sélective et puissante.

3. *La castration dans le rapport hypnotique*

Je défendais tout à l'heure l'idée d'une déformation du Moi marquée par la raréfaction du narcissisme, je voudrais maintenant souligner l'*inadéquation* dans la représentation des objets.

A la lumière des découvertes freudiennes dans sa dernière théorie des objets, sur le fétichisme et la perversion (1927*a*), la mère porteuse de phallus, n'ayant pas connu de castration, s'érigerait en porte-drapeau d'une idéologie de la volupté. Dans le monde interne du patient, elle représente un objet auréolé ; elle n'aurait pas de limites, n'aurait pas connu de ruptures, de deuils, de manques. Ainsi, la matérialité du fétiche remplace l'humanité de l'objet.

Si le pervers défend avec tant d'ardeur son désir scoptophile, cela serait lié, en grande mesure, au besoin de poursuivre le destin de ce phallus (non castré) : il regarde la *vie* durant, afin de savoir ce qu'il advient de la volupté portée aux nues par l'objet maternel.

De ce complexe, naît probablement l'apparente attitude symbiotique, je dis "apparente" parce que le sujet ne maintient pas un attachement par des projections narcissiques, comme chez le sujet en symbiose.

Pour ce qui concerne la *castration* frappée de déni, elle ne revêt pas les mêmes caractéristiques que chez le névrosé : elle serait bien plus complexe dans son développement et dans ses conséquences. La castration se pose d'abord en tant que déni perceptuel de la castration maternelle, "décentrant" le sujet, donc privé de reconnaissance (dans son hypothétique castration). (J'y reviendrai dans le chapitre suivant.)

Quant à la différence de sexes, elle ne serait pas tant niée que subvertie, autrement dit partiellement admise ; simplement imaginée comme point de départ d'une lutte sado-masochiste dont l'enjeu principal serait alors le pouvoir.

Le pervers donne la curieuse impression de sens de la réalité et d'intelligence avec un certain rétrécissement des intérêts, portés de façon privilégiée vers ses propres projets d'emprise, nous l'avons souligné.

A partir de ce que nous venons de remarquer, nous pouvons avancer que ces doubles jeux, savoir et ignorer, admettre la différence mais l'administrer à sa manière, être soutenu par l'idéologie sur la toute-puissance du phallus, tout cela permet un développement cognitif suffisant, mais une pensée qui s'anime de préférence lorsqu'elle a une *cause à défendre*. Ceci nous aide à expliquer pourquoi des jeunes dont les capacités semblent prometteuses ne parviennent pas à évoluer aussi loin qu'on aurait pu l'espérer. L'apprentissage exige dévouement solitaire et disponibilité aux passages éprouvants, voire douloureux.

Dans ma démarche, j'ai essayé d'écarter des hypothèses classiques comme celle de l'angoisse de séparation, ou celle de l'angoisse de castration. Il y va de mon désir de trouver un statut distinct pour la perversion, différent de celui qui pourrait l'assimiler aux structures dépressive ou névrotique. Si certains auteurs rapprochent la perversion de ces dernières organisations, cela est dû en partie au fait que la perversion a eu du mal à trouver une place confortable à l'intérieur de la théorie analytique. Elle était au début trop importante et trop centrale pour que sa structure acquière un statut propre : rappelons-nous la formule de Freud "La névrose est le négatif de la perversion". Ensuite, lorsque le temps fut venu de donner un nouveau souffle à sa compréhension, la théorie était déjà largement construite. En 1927(*a*), Freud réussit, dans un nouveau tournant, à proposer des idées porteuses : le déni, le clivage... Dans son article, il va loin en démontrant comment le déni perceptuel de l'absence de pénis bouleverse l'entendement, la logique des contraires.

Dans sa correspondance avec Abraham, Freud lui adresse (le 16 octobre 1925) des remarques révélatrices de son point de vue. Il vient de lire l'article "L'histoire d'un chevalier d'industrie à la lumière de la psychanalyse", où Abraham centre son analyse sur l'omnipotence de son patient ; celle-ci crée un déséquilibre narcissique sous l'impulsion de forts sentiments ambivalents. Pour Abraham, la prospérité passagère de son patient ne signifiait "rien d'autre qu'une satisfaction momentanée de son narcissisme [auquel il était fixé ; la libido n'aurait pas progressé vers l'objectalité]. Mais cet état recélait le germe d'une chute rapide ; l'ambivalence des pulsions étant beaucoup trop intense chez N. pour lui permettre d'atteindre un équilibre psychique quelconque. Nous pouvons supposer encore que de violents sentiments inconscients de culpabilité s'attachaient au "succès" transitoires de N. et entraînaient nécessairement la prompte fin du bonheur, en guise d'auto-punition." L'explication porte essentiellement sur les réactions du Moi. On peut supposer que Freud, dans son commentaire épistolaire, réagit à cette façon d'introduire la culpabilité, lorsqu'il écrit à Abraham : "Sur un point j'aurais suivi une démarche quelque peu différente : je n'aurais pas mis en relief la fuite de plaisir (*Lustentgang*), mais le fait qu'il ne pouvait pas former un Surmoi, parce qu'il n'a pas pu venir à bout du complexe d'Œdipe. Dans ces conditions, il devenait possible qu'un besoin inconscient de punition se forme au lieu d'une conscience morale normale [...]" (p. 402).

Il est vrai que dans son article, Abraham ne se réfère pas à l'Œdipe et au Surmoi, mais plus généralement à l'ambivalence. La différence subtile soulignée par Freud nous révèle son souci de ne pas voir exclu le rôle organisateur de la castration. C'est cette dernière qui engendre le sentiment de culpabilité qui vient s'opposer au besoin de punition. Autrement dit, on se *fait* punir dans la réalité, lorsque l'on ne parvient pas à *éprouver* la culpabilité œdipienne.

Deux ans plus tard, Freud verra dans la castration une explication plus accomplie de la perversion, mais une "castration" bien particulière. Sa pensée aura encore évolué.

Tout compte fait, il apparaît aujourd'hui important de saisir la perversion dans toute sa complexité et autant que possible sans arrière-pensées doctrinaires. Toutes les hypothèses méritent notre attention, les discuter est indispensable. Mais il est également important de dégager les facteurs centraux de ceux qui se révèlent secondaires. La description clinique garde son intérêt si elle nous permet de discerner une prédisposition constante, le mouvement continu, de ces moments passagers traversés par des défenses perverses *occasionnelles*. Je réserve la question du clivage pour le chapitre suivant. En m'appuyant sur deux exemples, je vais développer l'idée que le pervers se bâtit une théorie sexuelle, un fantasme agi, dont il veut confirmer les postulats en organisant une mise en scène.

Illustration 2 - Théophile. Le doigt d'argent et le faux

Théophile a 31 ans, sa perversion clinique (frotteurisme) est soutenue par un discours cynique. Lorsqu'il voyage dans le métro, il approche compulsivement sa main des cuisses de jeunes femmes inconnues assises à ses côtés, essayant de les caresser sous la jupe et, si possible, d'aborder l'entre-cuisses. Parfois, les femmes répondent et acceptent ce jeu, se laissant aller à un instant de plaisir. S'il est accepté, il s'extasie et peut atteindre l'orgasme, mais lorsque la fille descend du métro, c'est la "chute". A d'autres occasions, la fille se refuse, se fâche, elle peut appeler l'inspecteur. Lui, alors, fuit *in extremis*. Théophile saura aussi se fâcher, laisser entendre à la fille qu'elle est démodée, qu'elle se prive d'un plaisir sublime. Et tout cela se passe par gestes. En séance, il va justifier, de manière quelque peu touchante, sa perversion comme un besoin d'émerger de sa vie morne, qu'aucun événement excitant ne marque. "Qu'est-ce que je vais faire? lire mon journal ? C'est idiot." Puis, il est "trop timide" pour entamer une conversation, donner un rendez-vous. Par ses arguments, il me fait penser à Méphisto dans le *Faust* de Gounod, qui interpelle un Valentin surpris de la sérénade nocturne devant sa maison (Valentin est le frère de Marguerite, à qui était adressée la sérénade) :

"Quelle mouche vous pique ?
Vous n'aimez donc pas la musique ?"

Pour se vanter, pour expliquer qu'il sait tirer d'autres bénéfices de la chose, il me dira plus tard avoir rencontré dans le métro une secrétaire de direction au chômage, qui a fini par lui raconter ses peines (*cf.* transfert : si vous vous refusez à admettre mes arguments, vous risquez de "perdre votre emploi"). A côté de ces *actings*, il a une vie de couple clivée, il dit aimer et admirer sa compagne. Toutefois, lorsqu'il lui raconte ses actings, au bout de quelques années de vie commune, elle manque de réaction, ne se fâche ni ne semble déçue. Il décide alors d'interrompre ses "manœuvres" tactiles. Le même jour, lorsqu'il s'assied dans le métro, une jeune fille en robe de tulle s'assied à ses côtés et lui frotte la jambe. Lui s'enfonce dans son journal.

Plusieurs associations confirment l'idée de D. Meltzer (1973) : chacun de ses doigts véhicule la représentation d'un adolescent moqueur et tout-puissant membre de "la bande" (cf. interprétation du cas Juliette chez cet auteur).

Selon D. Meltzer, certains adolescents, réanimés par les pulsions partielles de l'étape perverse-polymorphe infantile, lorsqu'ils se sont trouvés en position de voyeurs envieux de la scène primitive concevant l'enfant, veulent renverser les valeurs. Leur monde interne d'objets présente en germe le modèle pervers qui les conduira, dans certains cas, à fréquenter des gangs où on prône une conception agie qui vient conforter le Moi de ses membres dans le désir de dominer les représentants du Surmoi par des moqueries. Dans la bande, se mêlent idéalité, déni de la culpabilité, effraction, plaisir démesuré, esprit de vengeance, attaques sadiques et disqualifiantes contre les imagos parentaux. L'adolescent, insatisfait de sa vie sexuelle (masturbation compulsive), apathique ou épris de confusion face aux changements corporels et identitaires, y trouve un soulagement. L'idée intéressante de Meltzer est celle d'une homomorphie fantasmatique entre ce que vit inconsciemment l'adolescent et les valeurs, les références, la mentalité des gangs. Dans le cas où il est intégré à ce genre de groupe, ces deux fonctionnements s'alimenteront réciproquement. L'adolescent croit y construire une nouvelle famille, etc. Par la suite, ce type de fonctionnement objectal interne le conduira éventuellement à organiser une perversion clinique ou une psychopathie, ou elle finira par se résorber, ce qui est le cas le plus fréquent. Voici quelques-unes des associations de mon patient Théophile allant dans ce sens.

- Le jour de sa *bar-mitzvah*, à 13 ans, au moment de la lecture du Livre sacré, il est appelé par le rabbin qui lui donne *un doigt en argent* pour suivre les lignes sur le Livre. La synagogue est remplie d'amis et de proches suspendus à ses lèvres. Ne trouvant pas l'emplacement du paragraphe, Théophile hésite, puis commence à réciter le texte appris par cœur, mais il simule la lecture et suit n'importe quelle ligne avec son doigt. Lorsque le rabbin s'aperçoit de la supercherie, fâché, il l'interrompt et poursuit la lecture à sa place.

- Adolescent, il se lie d'amitié avec d'autres jeunes menant des actions plus ou moins violentes. Dans un de ses premiers *rêves* d'analyse, il voit ce même groupe ; ému, il retrouve une grande affection et une solidarité hors du commun avec eux. Au réveil, il pleure d'avoir perdu un lien si réconfortant... Dans un autre rêve, il est poursuivi par un grand type, il aperçoit ce même groupe où personne ne croit toutefois qu'il est en danger. "Encore une de tes plaisanteries", lui répond-on.

- Plus tard, en analyse, Théophile associe ses attouchements de femmes avec ses rêveries infantiles, fréquentes, si absorbantes qu'elles l'empêchaient de s'endormir ou d'aller à l'école : il s'imagine être *le héros* qui, profitant de sa fonction, séduit ou viole des femmes : le garde du corps de Jacqueline Kennedy, par exemple.

- Enfant, il souffre de crises d'asthme qui se calment lorsque sa mère le prend dans ses bras et le berce. A 9 ans, il demande à un copain comment les femmes sont faites. L'autre lui conseille d'aller toucher sa propre sœur pubère. La nuit, il se lève de son lit, va vers celui de sa sœur endormie, défait son soutien-gorge et palpe ses seins. Pendant la nuit suivante, il *simule* une crise d'asthme pour que sa mère le prenne dans le lit parental. Elle le couche entre elle et son mari. Lorsqu'elle s'endort, il observe et palpe ses seins, découvrant, dégoûté, des poils autour des mamelons.

Quelque temps après, il commence à frotter les cuisses des femmes dans les transports en commun. Il poursuit et améliore sa technique, essaie d'introduire ses doigts entre les cuisses avec un "succès relatif". Depuis peu de temps seulement, il le fait assis. Ayant atteint un "haut degré de technicité", il est rare qu'il se fasse rejeter. Il sait s'y prendre, de sorte que si la femme est offensée, il fait croire que c'est une erreur, un geste d'inattention de sa part. Il utilise aussi son air de garçon bien élevé, son nœud papillon : extérieurement, il n'a "rien d'un vicieux"...

Trop *passif* actuellement, il se souvient de sa bande : "Il fallait prendre des décisions vite, oser, agir par réflexe." Je dirais que maintenant *ce sont ses petits doigts qui agissent.*

Dans un *rêve* ultérieur, il arrive dans un pays étranger. On l'invite à une orgie romaine en lui expliquant que c'est la coutume du pays. Puis il part en taxi avec un couple assis sur la banquette arrière. Le couple fait l'amour, puis l'homme frappe la femme à la tête, la tue et la fait disparaître par une trappe découpée dans le plancher de la voiture. On lui explique encore : "C'est la coutume du pays."

Commentaires. Une théorie de la femme

Son ambivalence envers la femme s'exprime ainsi dans sa plus grande cruauté. Est-ce que le frotteurisme représente un compromis où la personne de la *femme* disparaît derrière l'excitation provoquée dans la volupté ?[1]

Apparemment, le passage à l'acte veut la supprimer comme être dans l'anonymat le plus absolu. Il la transforme en sensation pure ; le patient agissant en prestidigitateur satanique. Dans toute relation sentimentale, pulsions inhibées et non-inhibées interviennent en accord, mais chez le pervers ces dernières occupent toute la scène, la décharge embrase, à l'instar du feu, plaisirs et affects.

Ensuite, l'acte sert une théorie dogmatique qui l'anime. Les conséquences de cet acte viennent la confirmer. Dans le cas du frotteur, la théorie conclut au fait que la femme n'existe pas : elle serait une couche tactile. Les arguments qui nourrissent le discours cynique soutiennent cette théorie, et lui donnent forme. Son argument ultime : "Cela ne vous fait donc pas plaisir ?" se retrouve chez l'*exhibitionniste*, peut-être aussi chez le *sadique sexuel.* La jouissance devrait justifier tous les outrages…

Une question demeure concernant le besoin qu'a le pervers de voir l'autre fonctionner avec les mêmes impératifs érotiques que lui. L'exhibitionniste, Freud souligne cet aspect (1905*a*, 1913), conçoit sa victime oculaire comme un double narcissique ayant les mêmes appétits et plaisir que lui lorsqu'il se regarde lui-même. Miroirs multiples en proposition, dont la fragilité réside dans la nécessité de confirmation.

La "démonstration" devrait suffire, par sa puissance excitatoire, à déclencher toute la jouissance que procurent normalement les gratifications sensuelles du tact, de l'odorat, de la chaleur et de

---

1. Il ne dirait pas comme les névrosés : "Toutes des p..., sauf maman", mais : "Toutes des branleuses, même maman".

l'humidité du contact ; ce que l'exhibitionniste semble par ailleurs redouter. Dans le domaine érotique, pense-t-il, on peut prendre la partie pour le tout ; un sens pour les autres.

Théophile m'expliqua combien lui était agréable de sentir de l'*humidité* au bout de ses doigts... Signe de triomphe. Je me suis demandé, à ce propos, si la fixation au palper ne s'était pas installée chez lui lorsqu'il découvrit les poils autour du mamelon de sa mère. Ce choc de la *bisexualité jeta un trouble sur son besoin de regarder*, car désormais il ne fit que toucher. L'humidité comme un signe féminin le rassurant...

Illustration 3 - Joëlle. "Voir, prouver, savoir"

Voici une séance où Joëlle (27 ans) me révèle des détails intéressants d'un moment pervers pendant sa puberté, et qui nous apporte des éléments instructifs pour notre discussion sur le sentiment de perte et la nature des relations aux objets.

Tout au début de cette séance, un rêve pré-annonce le sentiment de faute : "Je suis sur un bateau, j'aperçois ma mère qui a l'air triste ; j'évite de la croiser. Je mets ma main dans l'eau." La scène change. Sur une route, "deux hommes, l'un d'eux ressemble à mon frère, je fais semblant de ne pas le reconnaître". Cet endroit lui rappelle le pays où elle a passé des vacances, dans une colonie d'enfants. Elle voit la cour, les bâtiments "qui avaient quelque chose de *désaffecté*. Puis il y avait un long chemin bordé par deux murs. Dehors on ne voyait pas celui qui y circulait". La patiente se souvient du plaisir à descendre sa culotte, puis à déféquer par terre, dans ce "couloir". Elle savait que c'était interdit. Même si elle avait peur d'être surprise, elle se rassurait en se disant qu'on ne pouvait pas la voir ; mais son plaisir en imaginant les passants "découvrant le caca" l'emportait sur sa crainte.

A partir de dix ans, c'était un plaisir pour elle de sentir l'*odeur* de sa petite culotte et de son sexe juste avant d'uriner. Pendant cette période également, il lui est arrivé d'avoir des mictions douloureuses qui lui procuraient une certaine volupté ; elle ne fut jamais traitée, car le médecin estima "que ce n'était pas grave".

Elle avait grand plaisir à faire des "choses interdites" (comme ce jeu organisé avec d'autres petites filles où l'une d'elles était obligée d'introduire un morceau de bois dans son derrière), dominées par "un côté voyeur mais pas seulement sexuel" (?). Parfois, elle s'amusait à regarder le sexe de ses copines. Très jeune, elle fantasmait de participer à l'acte sexuel des parents.

A ce moment de la séance, je lui fais remarquer les points communs entre son désir de *regarder*, la défécation dans le couloir à l'abri des *regards* étrangers, et le rêve où elle fuit le *regard* triste de sa mère, puis celui de son frère.

Aussitôt, Joëlle me rappelle sa "liaison" à 13 ans avec ce libraire qui s'adonnait régulièrement à des attouchements sur elle. Cela se passait entre la sortie de l'école et le retour à la maison, à la suite de cet après-midi lorsqu'il lui a donné à voir des bandes dessinées et des revues pornographiques. Elle admet, chose qu'elle n'avait pas dite lors des premiers récits de cette histoire, qu'elle lui demandait d'aller "de plus en plus loin", lui-même n'osant pas trop. Aujourd'hui, le souvenir de son premier baiser lui fait beaucoup trop de peine : avec cet homme, si laid, "si médiocre"... D'abord, il y a eu les attouchements manuels et oraux, puis le commerçant lui demande de l'embrasser en échange de quelques sous, ce qu'elle accepte. Lucide, mais stimulée par "le côté sale et pervers" de leurs échanges, elle voulait savoir, tout en s'étonnant que cela ne lui fasse pas autant de plaisir qu'aux personnages qu'elle voyait sur les revues pornographiques. La folie des jeux avec les langues, les doigts... Comme l'homme reste un peu en retrait, elle lui propose de la sodomiser, sans succès apparemment. Elle souhaite, à la fois, *voir*, *prouver*, *savoir*. Mais elle ne veut pas "aller jusqu'au bout", ce qui lui apparaît aujourd'hui encore plus lâche et terrifiant. Quand Joëlle a ses règles, elle décide d'interrompre cette relation, par crainte de la grossesse ; aussi parce qu'elle s'imagine que le monsieur pourrait vouloir l'enlever pour la destiner à la traite des blanches. Elle s'est sentie en vérité un peu prostituée, dit-elle, et son dégoût n'était pas moindre : embrasser un homme vieux, gros, qui avait "des poils partout et des taches de rousseur". Mais elle était fière quand même, contente de pouvoir *s'ingénier* à démentir les soupçons des clients qui attendaient dans "le devant de la boutique", de sa mère qui la voyait arriver tard de l'école, de la femme du monsieur qu'elle a vue une fois et compris, par la façon dont elle la dévisageait, que, méfiante, elle pouvait les surprendre.

Quand je lui rappelle la scène du rêve où sa mère la cherche, les yeux tristes, elle réplique en disant que tout cela était très "intellectuel" : la librairie, les effluves des papiers de l'arrière-boutique. Depuis lors, chaque fois qu'elle entre dans une librairie, les odeurs l'excitent très fortement, et lui donnent envie de faire l'amour.

Dans une *séance ultérieure*, la patiente fait le récit d'un nouveau rêve: Elle voyage en train et fait la connaissance d'une femme qui la sollicite bientôt pour faire l'amour. La patiente retrousse sa jupe, attend d'être sucée, mais l'autre prend une fourchette. Très habilement, elle la pénètre et la fait jouir. Joëlle ne semble pas très heureuse. Elle lui demande comment faire pour avoir un orgasme moins vite. L'autre, en se déshabillant à son tour, lui conseille de se tenir en position arrière, les mains sur les seins.

Dans ses *associations*, il lui vient à l'esprit l'instant où elle a demandé à sa mère des conseils sur la vie sexuelle. D'abord, la mère a essayé de "se faufiler", mais ensuite elle lui a expliqué que les hommes ont d'habitude un problème avec leur orgasme, qui est plutôt rapide. A ce moment de la séance, Joëlle a une confusion à propos des dates. Je ne vois pas très bien de quoi elle veut parler. Apparemment, elle souhaite situer la séquence de ses liaisons adolescentes. Elle a eu une relation avec une fille, mais avant elle a connu un garçon, etc. Elle finit par dire avec émotion qu'elle me parlera de la relation avec cette fille, copine avec qui elle travaillait ses cours et qui lui avait été présentée par une amie d'enfance. Cette dernière lui avait avoué avoir fait plusieurs fois l'amour avec cette fille. Ce fut son premier et véritable amour, admet-elle. Relation tendre, commencée un après-midi alors que Joëlle était en train de se *regarder* dans la glace en se peignant. L'autre s'approche par derrière, elles s'embrassent, échangeant de tendres caresses. Cette fille lui a procuré beaucoup de plaisir ; rares furent les attouchements sexuels.

Par la suite, elle connaîtra un garçon pour lequel elle éprouve un fort sentiment d'attachement, mais il est brutal et il ne tient pas compte de son énorme besoin de présence, d'être "traitée et éduquée sexuellement" avec délicatesse. C'est un garçon qui adore le sport et les voitures, mais qui ne semble pas connaître les filles, conclut-elle. Joëlle fera un rapprochement entre lui et son père. Fin de séance.

Quelques éléments, d'après ce que je savais de Joëlle. On ne trouverait pas illustration plus typique d'un *clivage mauvais-bon*, que la manière dont elle traitait les figures du père et de la mère. Autant le père apparaissait comme coléreux, violent, manquant de raffinement ; autant la mère était présentée comme tendre, douce, compréhensive, s'occupant avec dévotion de ses nombreux enfants. Cette dernière se montrait elle-même habile, "sachant adoucir les angles". Joëlle lui vouait un véritable culte. Elle aurait poursuivi des études universitaires si elle "ne s'était pas sentie obligée de les interrompre à cause de la mort de son propre père".

L'histoire des deux familles d'origine était signée par des décès prématurés, la maladie et l'exclusion... Les grands-parents maternels ont dû beaucoup peiner parce que la grand-mère fut désavouée dans son mariage et déshéritée par ses propres parents. Ici a pu naître la *mythologie familiale* de l'homme "moins que" la femme : labile, ordinaire, mais plus ardent. Les hommes ne tiennent pas le coup... Le grand-père paternel est aussi mort jeune, après un parcours héroïque commencé en Angleterre où il est allé faire des études supérieures, avant de rentrer dans son île des Caraïbes. Revenu plus tard en métropole afin de chercher une épouse, il s'est finalement installé aux Caraïbes dans une vie professionnelle et familiale confortable, mais malheureusement de courte durée : interrompue par sa fin prématurée.

Pour le père de Joëlle commence alors un autre périple, celui d'un enfant peu aimé par sa mère (qui est décrite comme une vraie sorcière), comme par le second mari de celle-ci. Il est placé successivement dans des maisons ou chez une grand-mère.

Quant à l'histoire de Joëlle, dernière-née, c'est celle d'une fille très protégée par sa mère. Deux de ses *frères* aînés ont traversé des adolescences critiques, avec des évolutions psychotiques. Joëlle a vécu de près ces drames, dans une ambiance familiale où alternaient des moments de désespoir et des crises de violence.

La mère a bâti une "théorie", qu'elle répète souvent, concernant l'hérédité psychotique du père, ce qui rappelle sa propre mère ayant épousé un homme de classe "inférieure" et privée d'héritage.

Commentaires. Une théorie sur l'amour parental

Comme chez Théophile, nous notons chez Joëlle que l'acte pervers confirme une théorie. Dans son cas, elle postulerait que tout amour parent (adulte) / enfant est de nature pédophile, autrement dit que tout adulte désire abuser sexuellement d'un enfant. Le libraire s'occupe de la vente de livres et de cahiers aux enfants. Joëlle "démontre", à partir de sa propre expérience, que la sublimation, l'amour et la disponibilité à l'égard de l'enfant scolarisé, n'est qu'une duperie. Sous le livre scolaire, se trouve le livre aux images pornographiques. Avec les papiers et les encres, on offre la volupté de l'*odorat*, un avant-goût de la pédophilie. Il est connu que l'odorat est un aspect de l'environnement sensuel de l'enfance. Par l'odeur, le nourrisson reconnait sa mère. Celle-ci réagit, avec un plaisir caché souvent, à la transpiration, à la régurgitation, aux excréments infantiles.

Joëlle est dégoûtée du baiser humide de son initiateur et, à l'instar de bien des enfants, de ses poils aussi. Je n'y verrai pas seulement le signe du mâle, mais le signe de l'adulte, rappel de la barrière générationnelle qu'elle est en train de franchir. Théophile est aussi dégoûté des *poils de sa mère*, et s'il les rejette ce n'est pas uniquement comme signe d'une bisexualité trop évidente, que pour la même frayeur face à cette barrière franchie. D'autres enfants sont choqués à l'observation de poils pubiens, même axillaires ; c'est toujours la même évidence de la sexualité de l'adulte qui leur fait violence. Ils voudraient bien partager le monde des adultes si on leur promettait de ne jamais y accéder, si on ne les assurait qu'ils allaient conserver éternellement une peau douce, sans accidents pileux.

J'ai observé que dans le monde visuel de la pornographie, les corps nus des femmes sont rasés de leur toison pubienne, ou celle-ci est découpée, réduite, teinte, coiffée. Même dans l'art pictural, les poils, s'ils ne sont pas esthétisés, sont carrément occultés ou disparus sans trace, comme pour soutirer du regard une érotique malsaine, anale ou terrifiante : bassement matérielle et rebelle.

Les poils, signe phallique jaillissant, ou indices d'une enfance qui touche inexorablement à sa fin ? *Horror vetustæ.*

La fille pré-pubère qu'était Joëlle s'étonne de ne pas ressentir autant de plaisir que les filles des bandes dessinées pornographiques. Se montrant osée, elle demande d'aller plus loin, pour voir. Elle se cherche et, en fin de parcours, elle doit constater ses limites, la différence insurmontable ; alors elle tire encore une fois plaisir du plaisir pédophile du vieux monsieur, c'est ce qui lui restera de plus intense : l'imposture de jouir à travers l'autre.

Quant à la liaison homosexuelle de Joëlle, elle se noue aussi dans le climat de sa vie d'étudiante, entre livres, cahiers et crayons... Même attrait érotique pour l'infantile, le même avec le même, comme dans la bande fraternelle, dans un contexte de sensualité, quoique cette fois fortement agrémenté de tendresse, ce qui évoque de la nostalgie envers les caresses maternelles. Rappelons-nous l'importance du *miroir* dans l'entraînement à l'acte érotique, l'alternance d'un contact manuel (sec) avec celui des muqueuses et des sécrétions (humides), si évocateur des humeurs intimes de la femme, dont elle ne sera plus "dégoûtée".

Dans ce deuxième passage pervers, Joëlle a progressé par rapport au précédent, elle va y prendre appui pour avancer encore vers une sexualité plus intégrée à la vie sentimentale. Ici les imagos parentaux se profilent avec plus de netteté, ils sont certes clivés mais il ne s'y exprime apparemment pas le dénigrement d'un adulte désigné dévoyeur d'enfant. Seul l'homme / père reste dévalué, réduit, par exclusion, à son animalité de mâle insensible.

Joëlle défendrait, par son homosexualité, une autre théorie : celle de la supériorité de sa mère ; elle veut la sauver des griffes du père, elle, Joëlle, par l'offre de son sexe (v. deuxième rêve où elle associe la partenaire à sa mère) ; la justifier et confirmer ses théories sur l'infériorité masculine ; la récompenser de sa frustration également (les hommes ont un orgasme rapide). Elle lui offre la durée, le "vrai" plaisir, dans une combinatoire de vagin / bouche (la fourchette). "Le dîner (sexuel) est prêt, ma fille."

4. *Surmoi et pensée*

J'ai souligné plus haut la différence entre l'idéologie du cynique et celle du paranoïaque. On a tendance à subordonner la pensée à des mouvements libidinaux et à des fantasmes, et peut-être cette démarche demeure en général correcte.

Mais ici, nous sommes confrontés à une autarcie de la pensée sous forme de *croyance*, on n'est plus dans le registre d'une théorie infantile répondant à un fantasme ("l'enfant naît par l'anus"), quand l'enfant ne parvient pas encore à se représenter la cloison périnéale ; mais d'une théorie d'inspiration fantasmatique qui vise l'action : elle fait vivre, la vie la certifie... S'il y a besoin de confirmation, fébrile souvent, ce n'est pas seulement que le sujet doute quant à la vraisemblance de sa construction fantasmatique, mais aussi parce qu'il éprouve un plaisir nouveau. Plaisir offert au Moi, pris entre les maillons du phallus maternel.

Il me semble que Freud va dans ce sens ("Le fétichisme") : "Il n'est pas juste de dire que l'enfant ayant observé une femme a sauvé, sans la modifier, sa croyance que la femme a un phallus. Il a conservé cette croyance mais il l'a aussi abandonnée ; dans le conflit entre le poids de la perception souhaitée et la force du contre-désir, il en est arrivé à un compromis comme il n'en est de possible que sous la domination des lois de la pensée inconsciente - les processus primaires." Et il ajoute : "Dans le psychisme de ce sujet, la femme possède certes bien un pénis, mais ce pénis n'est plus celui qu'il était avant. *Quelque chose d'autre a pris sa place, a été désigné, pour ainsi dire, comme substitut et est devenu l'héritier de l'intérêt qui lui avait été porté auparavant.* Mais cet intérêt est encore extraordinairement accru parce que l'horreur de la castration s'est érigée un monument en créant ce substitut." (p. 134-135. Nous soulignons.) Freud, qui semble surpris par l'efficacité du symptôme, dira également pourquoi le plaisir est puissant et survient sans effort : personne d'autre que lui (le fétichiste) ne sait reconnaître la signification que le patient donne au fétiche, il est "facilement abordable", etc.

Dans la paranoïa, une théorie mentalisée ; dans la perversion, une théorie agie. Par sa structure elle ne laisse pas percer l'examen critique, le doute ou la contradiction. Le délirant s'appuie sur des indices, des sensations, des impressions, parfois des hallucinations qu'il interprète dans le sens de son point de vue. Le pervers, en revanche, trouve dans la puissance de son geste comportemental la confirmation de sa théorie. Et puis, ils sont deux qui le pensent concomitamment, lui et son complice, lui et sa mère... (cf. la force de la pensée dans les foules.)

Nous avons insisté dans l'*Introduction* sur l'élan que lui donne la croyance dans le phallus maternel, inspiration divine, impunité. En contrepartie, la disparition de la barrière entre le Moi et l'objet mène au besoin de prouver sa théorie. Paraphrasant Bion, nous dirions que le patient dans son auto-suffisance prétend posséder O, l'inconnaissable, ou encore le modeler à sa guise. Habituellement, O, point d'attrait, est devant le sujet, pas derrière lui ni entre ses mains. L'intérêt de cette formulation, outre le rappel du rôle de la pensée dans la découverte de la vérité, est qu'elle fait ressortir que la théorie peut ici à son tour envahir le sujet et le détrôner.

Revenons à l'article de Freud quand il nous propose une explication de ce type de pensée. Il évoque le cas d'un fétichiste qui avait érigé en organe de plaisir une gaine pubienne. "Cette pièce vestimentaire, explique Freud, cachait totalement les organes génitaux, donc la différence entre les organes génitaux. Selon les documents de l'analyse, cela signifiait aussi bien ou que la femme était châtrée ou qu'elle n'était pas châtrée, et cela permettait de surcroît de supposer la castration de l'homme, car toutes ces possibilités pouvaient parfaitement se dissimuler derrière la gaine dont l'ébauche était la feuille de vigne d'une statue vue dans l'enfance. Naturellement un tel fétiche doublement noué à des contraires est particulièrement solide." Freud souligne la *solidité* de cette construction que nous reconnaîtrons comme tributaire de la logique du paradoxe et qui se trouve être le modèle explicatif dans bien de ces cas (v. plus haut, le *dealer*). Autrement dit, un dogme qui fait admettre ce qui n'est pas admissible : la coexistence de vérités opposées et inconciliables (le sens universel et le sens particulier) (p. 137), à travers le symptôme qui le *tient* d'une certaine façon ; quand le symptôme fait défaut, le dogme s'étaie sur les faits de la réalité.

Postulé de cette manière, le paradoxe a une structuration différente de celle que l'on trouverait dans d'autres pathologies. S'il ne laisse pas percer l'examen critique, c'est qu'il a fait ses preuves. Et cette invulnérabilité est atteinte également grâce à une qualité rare, parmi les pensées pathologiques : la *souplesse*, à l'intérieur bien sûr de postulats inamovibles. Freud le souligne bien, le symptôme, en renforçant l'idée, a plusieurs facettes qui permettent une diversité de propositions, dans une adaptabilité certaine aux aléas et péripéties de la réalité, facilitant sa survie.

Je crois utile de rappeler que le cynisme constitue le *moyen* idéologique d'appui, sur le mode du collage, au maintien de cet édifice. La vacuité intérieure donne la "matière" à l'argument nihiliste. Cynisme, prosélytisme vont ensemble pour (se) justifier d'abord soi-même et pour abuser autrui. Nous sommes très loin des principes sceptiques de modestie dans le renoncement à proclamer un avis.

Théophile se vante de faire œuvre charitable, il excite des femmes ennuyées de la monotonie des transports en commun. Elles veulent sortir de l'anonymat, eh bien, elles seront sujets le court instant que leur peau sera caressée. Le Mal sert un but noble et élevé.

5. *Les aléas de la loi*

Aborder la problématique du Surmoi œdipien peut paraître simple, tant il est vrai que la transgression suppose son insuffisance (cf. citation de Freud, plus haut). Pour autant que cette hypothèse se confirme auprès de chaque patient, il ne serait pas insensé de la discuter avec des arguments opposés. Car si un pervers est prêt à transgresser en ce qui concerne la déviation pour laquelle il a une appétence précise, il ne l'est toutefois pas pour d'autres modalités. Qui aime les petites filles n'est pas forcément à l'aise dans l'exhibitionnisme, etc.

Je souhaiterais ajouter que l'étude du Surmoi ne peut écarter la question de la *culpabilité*, dont le statut reste incertain. Le cas Joëlle en constitue un exemple intéressant, comme je l'ai souligné dès le début de l'illustration. On peut avancer que son cas ne présente pas tout le spectre symptomatique du pervers adulte. Pourtant la transgression et la déviation sont ici omniprésentes. Par rapport à l'épisode pré-pubertaire, l'expérience homosexuelle de la fin de l'adolescence révèle un infléchissement de la tendance perverse : à ce moment, la composante sentimentale joue un rôle important.

J'ai l'impression que l'apparition des règles (raison invoquée pour l'interruption de la liaison avec “le vieux Monsieur”) lui rappelle son sentiment de castration phallique, en excitant en même temps le canal vaginal et réveillant le *courant féminin refoulé*. Passé le choc, le fonctionnement psychique se restructure. Le premier rêve cité, celui où l'on voit la mère triste, devrait s'inscrire dans un éprouvé de culpabilité qui, sans encore contribuer à l'organisation d'un Surmoi fiable, aurait pu aider, lors de l'adolescence, à modifier l'économie de la patiente en réorientant son choix d'objet sexuel. Ce serait sa mère triste et privée de sa fille “transgressant” avec un vieux monsieur, que Joëlle devrait désormais consoler.

Une certaine forme de culpabilité modifie donc le régime de sa perversion sans la faire disparaître. En tout état de cause, l'objet “prend du corps”, même si la relation à l'identique domine le choix. La malade concilie le besoin d'être prise en charge par une aînée et le désir de savoir comment la femme est faite. A l'instar de bien des adolescents, la perte douloureuse du corps à corps tendre aurait entravé son deuil de l'enfance. Tout ceci semble justifier pour elle la mise à pied du père.

Cet exemple illustre les rapports de non-exclusion entre transgression et présence de Surmoi, fut-ce sous une forme encore à préciser. L'une et l'autre peuvent coexister. (Nous y reviendrons.)

Quant au père, j'aimerais rappeler que la plupart des cas de perversion le décrivent effacé et peu délicat ; la mère présentée, à l'opposé, comme l'élément dynamique, raffiné et supérieur du couple. Une mère qui a fréquemment “des comptes à régler avec les hommes". Une mère qui attend que l'enfant la récompense d'anciennes privations. Le père apparaîtra dépourvu de caractéristiques légiférantes, ce qui ne doit pas nous étonner, mais il ne suscitera pas forcément le rejet. Au contraire, parfois il sait faire de la faiblesse, notamment de son incapacité à poser les limites, un moyen de séduction. Cela me semble s'organiser de façon différente que chez le père du (de la) névrosé (e) : qui séduit sans concéder sur tous les plans, sans dissoudre sa position hiérarchique, l'utilisant souvent au contraire comme attrait érotique.

Dans le cas de la perversion, la fonction paternelle disparaît *sous* la séduction du père, qui n'est généralement pas ressentie par l'enfant dans l'effroi ou dans l'indignation (de façon traumatique), comme chez le futur névrosé. Le père cède son trône pour avoir l'amour, la séduction est une invitation à l'enivrement, dans la promesse du "tout est permis". En plus, la réalisation de l'inceste n'est pas inhabituelle.

Pour ce qui concerne le Surmoi du pervers, il semble évident qu'il se présente inachevé et immature en comparaison du Surmoi œdipien.

Il convient de rappeler qu'habituellement le Surmoi maintient un équilibre entre interdit et autorisation au plaisir. "Ne couche pas avec ma femme, exige le père, mais tu peux le faire avec une autre", *désignant donc comme sexuel le champ du désir.* L'identification à la prescription du père implique : une non-identification lorsqu'il s'agit de la possession de la mère, tout en laissant ouverte la possible identification au modèle psychique du père. Sinon, faire absolument comme le père exclurait l'identification à la façon dont vit et fantasme le père, c'est-à-dire à son désir. La proscription du Surmoi œdipien se double d'une prescription, dirigeant l'enfant vers l'ailleurs et vers le savoir : ouverture de l'interrogation sur la nature de cette sexualité énigmatique qui ferait dire à l'enfant : "pour faire comme tu as fait, il faudrait que je sache recomposer ton passé, etc."

Par ses scénarios diversifiés, le Surmoi œdipien ouvre le champ du possible dans l'anticipation et la préfiguration, sous la tutelle du père protecteur.

Chez le pervers, le besoin de punition auquel Freud nous invite à penser serait d'une toute autre nature : reliquat éventuel d'un sadisme oral qui ne parvient pas à trouver une voie de décharge appropriée à l'objet ? Nous avons souligné la difficulté du patient à ancrer la zone érogène du côté du désir et de la pulsion, ce qui "l'oblige" à maintenir une quantité de sadisme en latence, luttant de manière hasardeuse pour trouver l'objet. Peut-être serait-il plus juste de parler de sadisme à l'encontre d'un objet partiel, dangereux le cas échéant, mais qui se situerait dans le Moi, et collé à lui.

Nous sommes, d'ailleurs, très loin de ce temps "auto" où la pulsion travaille à l'intérieur du Moi et où le sadisme se retourne contre un Moi qui éprouve alors de la peine pour le dommage fait à l'objet (mécanisme au centre de la formation du sentiment de culpabilité et de la représentation).

Pour mieux saisir la spécificité de ce surmoi, je serai amené à examiner la façon dont M. Klein traite l'idée de Surmoi archaïque.

Melanie Klein (1932) qualifie de "premiers stades du Surmoi" les premières identifications de l'enfant. Elle s'explique ainsi : "Au cours des premiers stades du développement, la cristallisation des investissements objectaux agit à la façon d'un Surmoi, bien que ces investissements diffèrent, par leur qualité et leur action, des identifications propres aux stades ultérieurs [qui verront évoluer ce Surmoi quant à sa nature et à son contenu]. Quelle que soit la cruauté du Surmoi constitué sous l'influence du sadisme, il n'en prend pas moins la défense du Moi contre les instincts de destruction, et c'est donc de lui que procèdent, dès ce stade primitif, les inhibitions intellectuelles" (p. 153).

Ce Surmoi primitif, dira-t-elle plus loin avec intuition, dans les menaces qu'il exerce, reproduit "la gamme de fantasmes sadiques qui étaient dirigés contre l'objet" lui-même (p. 154). Mais la situation n'en reste pas là, car le Moi peut ne pas se conformer à la contrainte exercée par son Surmoi, notamment dans l'évolution. Le Moi veut alors "s'en débarrasser" (p. 157) par "la mise en œuvre du mécanisme de projection [l'objet est à nouveau ciblé et attaqué] selon deux modalités : d'une part, le Moi met l'objet à la place du Surmoi dont il veut se libérer [en lui attribuant toutes ces qualités de sévérité antérieurement ressenties] ; et d'autre part, il lui donne également le rôle du ça dont il veut aussi se débarrasser. Ainsi, la haine dirigée primitivement contre l'objet s'augmente de celle qui s'attache au ça et au Surmoi". Et M. Klein nous offre un exemple proche des cas traités ici : "Chez certains individus qui ont ressenti trop violemment les premières situations anxiogènes et qui conservent les mécanismes de défense propres à ce stade primitif, la peur du Surmoi peut donc, sous l'influence de circonstances extérieures ou endopsychiques, atteindre de telles proportions qu'elle incite à la destruction de l'objet, constituant ainsi, semble-t-il, la base nécessaire au développement d'une conduite de type criminel."

Dans le chapitre suivant, M. Klein (p. 184) s'explique de façon encore plus claire. Parlant de l'enfant jeune, elle souligne "Le fait qu'un surcroît d'angoisse amène une régression aux mécanismes de défense des stades plus anciens met en lumière le rôle décisif du Surmoi écrasant de la phase initiale du développement. La pression exercée par ce Surmoi primitif renforce les fixations sadiques de l'enfant et l'oblige à répéter de manière incessante et compulsive ses premiers actes destructeurs. Sa crainte de ne pouvoir remettre les choses en état ranime une peur encore plus profonde, celle d'être livré à la vengeance des objets qu'il a tués dans son imagination et qui ne cessent de le harceler. Il utilise alors des mécanismes de défense qui appartiennent aux stades antérieurs ; quand on ne peut apaiser ou satisfaire quelqu'un, il faut le supprimer. Le Moi faible de l'enfant est incapable d'arriver à un compromis avec un Surmoi aussi brutal et menaçant ; c'est seulement plus tard que son angoisse prend aussi la forme d'un sentiment de culpabilité et qu'elle suscite l'action des mécanismes obsessionnels."

Ici le Moi apparaît comme un médiateur faible dans le conflit Surmoi-ça. La visée du Surmoi archaïque est clairement du côté de la haine envers l'objet, le Moi ne pouvant exercer sa fonction de modération. Plus haut dans son texte, M. Klein avait évoqué la crainte du Surmoi qui précipite le sujet vers le crime. Dans le cas du *cynique*, le Moi à la fois délabré et trop imposant trouve une *complicité de circonstance* avec le Surmoi primitif dans ce but d'écraser l'objet. M. Klein rejoint Freud quand elle fait de l'absence de culpabilité consciente la pierre d'achoppement du Moi ("incapable" ou "tout puissant").

Pour le cynique, l'accès au Surmoi œdipien étant difficile, le narcissisme maître du Moi s'imprègne de ce sadisme dévastateur. Ainsi pourraient s'expliquer l'allure de mission grandiose que prend la démarche du patient, et plus tard, sa position affichée de juge, d'ange sauveur ou... exterminateur. Le Moi étant tout envahi par le Surmoi archaïque qui dicte la loi à l'objet, le sujet aspire à devenir dieu, après avoir été le diable.

On remarquera la nature massive du Surmoi, sa *soif de punition*, son *alliance avec le narcissisme*.

Or, a-t-on mesuré ce que signifie, pour un sujet pris dans le filet de ce système, l'obligation qu'il s'impose de tout surveiller ? Cela éclairerait l'apparente contradiction entre une destructivité auto-punitive, parfois dans la plus affreuse des déchéances, et l'arrogance phallique, le patient se protégeant de la première par la seconde.

Nous arrivons à cette idée : l'*omnipotence* permet la transgression sexuelle, elle la rend même impérative. Elle justifie le sadisme exercé sur les victimes, qui revêt le caractère de leçon et d'admonestation pseudo-morale. L'adhésion au rituel (dans le cas de la perversion sexuelle) est présentée comme un devoir. Une nouvelle éthique peut être prônée, une loi dont le sujet serait l'auteur unique. Aucune place ne sera laissée au sentiment coupable de crainte de subir les affres du Surmoi archaïque, tout cela vite recomposé en construction cynique à l'adresse de l'autre.

Illustration 4 - Le film "Le Limier", de Mankiewicz

Le rôle joué par le Surmoi archaïque et vindicatif s'étant révélé essentiel dans les rapports du cynique pervers avec l'autre, victime et complice, un exemple d'un lien de ce genre, tiré du cinéma, peut nous aider à approfondir la portée de cette illusion partagée. Pour participer à ce jeu, ne faudrait-il pas que la victime-complice ait un compte à régler avec son Surmoi qui empêche la réalisation de ses propres vœux ? Mais, dans ce cas, qui ne serait pas tenté de céder à un père qui se montre dégagé du poids de la morale contraignante ? Le cynique "vend" du père, sa victime cherche à en acheter. Le marché est à conclure.

Dans le film *Le Limier* de Mankiewicz (1972) d'après la pièce d'A. Schaffer, les deux protagonistes se livrent à des jeux de simulation non dépourvus de perfidie. Voici le contenu du scénario.

Andrew Wyke, auteur célèbre de romans policiers, demande à Milo Tindle, coiffeur de profession et amant de sa femme Margareth, de venir le voir à son manoir pendant une absence de celle-ci. Sur place, il lui propose un *pacte pervers* et une *mise en scène* : Tindle va voler les bijoux de sa femme et les revendre à un recéleur que connaît Wyke. Puis les assurances vont dédommager le propriétaire. Avec le pactole, il sera plus facile à Tindle de faire face aux dépenses de sa maîtresse. Tindle accepte.

Wyke fait lui-même sauter le coffre-fort et propose à Tindle qu'ils se battent pour donner plus de réalisme au vol. Il expliquera à la police qu'il a surpris le voleur. Pendant le jeu, Wyke ne cesse d'*humilier* Tindle (homme d'origine modeste), qui devient progressivement son *pantin*. Wyke aime recréer la fiction, vit en fait dans le rêve, quoiqu'il sait, comme il le dira lui-même, que "l'humiliation est le chemin le plus court pour atteindre le cœur de l'homme". Il explique aussi qu'il a une maîtresse, Véra.

Les événements se précipitent lorsque Wyke, une arme à la main, avoue à Tindle que son intention était tout autre : commettre le crime parfait de l'amant de sa femme, le tuer lorsqu'il l'aurait surpris alors qu'il venait de le voler. Wyke ne veut pas écouter les supplications de Tindle, incrédule un instant. Wyke sait maintenant que son rival a accepté la mise en scène pour l'appât du gain, non par amour du jeu. Il appuie alors sur la détente de son arme. Il y a arrêt sur cette image.

Deux jours plus tard, l'inspecteur de police Doppler se présente chez Wyke et l'accuse, *indices à l'appui* (sang, impacts des balles), de l'assassinat de Tindle. Wyke, qui sait qu'il ne l'a pas tué, n'a pourtant plus d'alibi et s'effondre. Il se rappelle qu'il a tiré à blanc, mais il doute de ses souvenirs, ne sait plus ce qui s'est passé. A un moment, il est ligoté par l'inspecteur. Où finit l'illusion et où commence la réalité ?

A ce moment, Doppler découvre sa véritable identité : il est en fait Tindle lui-même, qui a ainsi voulu pousser Wyke à bout. Wyke le félicite. "Une manche partout", réplique Tindle. Ensuite, animé de vengeance et fort de l'impression causée à son hôte, il s'engage dans un autre simulacre. Il dit qu'il a tué Véra, la maîtresse de Wyke, et dissimulé des indices dans le manoir pour que Wyke apparaisse comme l'assassin. La police viendra bientôt le chercher, assure Tindle. Après avoir péniblement supprimé "les indices", Wyke ne supporte pas d'avoir été trompé encore une fois. Tindle, qui avoue alors ne pas avoir tué Véra, "a rejoué le même jeu", montrant ainsi qu'il n'a rien d'un gentleman... Wyke décide de l'éliminer. Cette fois, ce ne sera pas un jeu.

Ce chef-d'œuvre du film policier met au premier plan des personnages chez lesquels le cynisme est doublé d'imposture. Le premier pacte pervers proposé par l'écrivain comporte une offre alléchante : le vol des bijoux de Margareth ; il jette le soupçon sur l'amour de Tindle pour la femme de Wyke. En l'acceptant, Tindle apparaît comme un homme intéressé ; il est "mort" avant de commencer à jouer la mise en scène, mort dans son désir.

Wyke le *trompe* en lui faisant croire qu'il va le tuer, projet absent dans la proposition originale. Cela justifie la deuxième mise en scène orchestrée par Tindle-Doppler. Ici il n'y a pas de pacte pervers, le but est de faire peur au Limier, lui faisant douter de ses capacités d'enquêteur et le désorganisant dans sa pensée. Le premier simulacre nous montre les méfaits du cynisme pervers, l'avilissement moral ; le second expose une manœuvre plus proche de celle des pervers-narcissiques, dominée par la vengeance chez le faux détective ; la complicité de la victime (Wyke) est dans ce cas moins évidente ; l'angoisse de persécution et le trouble de la pensée, plus radicaux. Le premier découvre les désirs transgressifs et utilitaires chez Tindle, le second, ses désirs meurtriers.

Les *pulsions homosexuelles* émergent tout au long de l'action : le corps-à-corps pendant la dispute, le revolver sur la tempe de Tindle, plus tard la corde autour du corps de Wyke. Déjà, l'invitation sous prétexte de l'absence de l'épouse donne une tonalité homosexuelle à la rencontre. Lorsqu'au début, Tindle arrive au manoir, il y pénètre par le jardin-labyrinthe (intestin) où il est guidé par une voix sortant des haut-parleurs placés au milieu du parcours ; enfin, le mensonge de Wyke qui dit avoir une maîtresse, Véra, alors qu'on le saura plus tard, il est impuissant.

Wyke a voulu démontrer sa théorie : Tindle est un parvenu qui ne saura jamais vivre d'après le code de la classe supérieure ; glouton, vorace, il utilise Margareth comme, par ailleurs, tout homme le fait avec la femme (d'après lui). Pour Wyke, on reste toujours prisonnier de son origine, thèse narcissique qui exclut évidemment la castration, la virilité ne cherchant pas un complément dans le féminin de la femme, mais l'éclat intellectuel. La femme est le prétexte du simulacre, elle s'avère simple appui pour le plaisir dans le rabaissement d'un autre homme, qui eut la prétention de changer l'ordre des choses. Imaginons Wyke à la fin de la première "manche", il pourrait se dire fier de faire œuvre de justice : sa mise en scène, son geste ont conduit à démasquer un vaurien. Le Surmoi primitif a pour ambition de se substituer à l'ordre œdipien.

Un dernier point : dans son manoir, Wyke a installé des automates animés par des mécanismes d'horlogerie. Pratiquement sa seule compagnie, ils pourraient représenter la *dévitalisation du Moi* qui résulte de l'emprise sur l'autre et sur soi. Pendant un instant, les jeux procurent du plaisir aux personnages, mais ce dernier disparaît du moment que l'étanchéité réalité/fantasme est rompue pour laisser pénétrer la folie.

Dans cette œuvre, tout se révèle faux, les intentions des personnages, le vol, le sentiment amoureux, le meurtre (à l'exception de la fin). Toutefois, la venue de la police, prévenue par Tindle et dans laquelle Wyke ne croit pas quand ce dernier l'en avertit, est *bien réelle*. Elle nous rappellerait que la loi est incontournable et étrangère à tout simulacre.

III

La transmission de l'imposture. Les ascendants du pervers. Héritage transgénérationnel

A propos du fonctionnement inconscient de Joëlle, la mise en perspective de la représentation des grands-parents et ancêtres est apparue riche en enseignements. La déchéance des hommes de cette famille, leur incapacité à mener à bien leurs projets de soutien éducatif des enfants, leur mort prématurée ("il ne tient pas le coup"), bref ces destins brisés configurent une "culture mythique" familiale, ils fomentent une théorie que la patiente entretient, confirmant le choix du symptôme : liaison quasi incestueuse, homosexualité adolescente. Sensible à ces premières mises à jour, je désire étudier dans ce chapitre la généalogie du pervers, en espérant élargir ainsi la connaissance des facteurs dynamiques.

Dans la mythologie grecque, la légende de Narcisse a permis à la psychanalyse de trouver une illustration saisissante de ce qu'est devenu le concept de "narcissisme". Mais quant à l'idée du transgénérationnel ou à celle du Surmoi, les choses ne sont pas aussi simples.

Un rappel légendaire et mythique nous permettra d'introduire l'examen d'une autre question concernant les représentations des objets chez le pervers : comment ses parents ont vécu leurs propres parents et ancêtres ; ce qui a pu donner une configuration particulière à leur Surmoi.

La généalogie occupe une place importante dans l'imaginaire antique, c'est le cas par ailleurs de toute culture traditionnelle. La manière dont les Atrides parviennent à surmonter leur tragique destin constitue un intéressant exemple de sagesse. De génération en génération, des enfants étaient contraints d'accomplir un meurtre pour venger un autre meurtre dont l'un des leurs avait été victime. Des crimes les plus affreux, comme le parricide, le matricide, l'infanticide, le fratricide, succédaient à d'autres crimes, et personne ne pouvait arrêter le cercle infernal... jusqu'à Oreste qui vengea le meurtre de son père, le Roi Agamemnon, tué par sa mère Clytemnestre et son oncle Egiste, lorsque le Roi revint de la Guerre de Troie. Oreste assassina sa mère et son oncle. Avant son départ, Agamemnon avait tué sa propre fille, Iphigénie, qu'il offrit en sacrifice aux dieux pour assurer le départ des navires grecs immobilisés faute de vents.

Mais le crime d'Oreste apparaissait comme plus affreux encore. Il tua son propre sang, sa propre génitrice. Etait-il possible de lui pardonner ? Pendant de longues années, Oreste vécut dans le remords et la crainte du châtiment. Il erra, contrit, loin de sa patrie, ce qui lui valut, en fin de parcours, le pardon des divinités : elles pensèrent qu'il avait beaucoup souffert et cherché à expier son crime avec sincérité.

Dans les *Euménides* d'Eschyle, Apollon défend son protégé Oreste, à qui il avait demandé de venger le père. "La couche où le destin a mis l'homme et la femme [...] est plus vénérable qu'un serment." Au cours du procès — admirable trouvaille du tragédien —, Athéna souligna que le crime de Clytemnestre lui paraissait plus funeste que celui d'Oreste : elle a tué son mari, protecteur du foyer... "Je n'ai pas de mère à qui je doive la vie, rappela Athéna, qui était née de la tête de Zeus. Je suis en tout et tout cœur pour le mâle, jusqu'à l'hymen exclusivement, et je suis indubitablement du côté du père. Aussi je ne vengerai point par préférence la mort d'une femme qui a tué l'homme qui surveillait la maison" (p. 228).

Désormais, les Atrides ne seront plus touchés par cette fatalité qui les conduisait à accomplir des vengeances sanguinaires. Oreste permit l'introduction d'une loi de miséricorde inconnue jusqu'alors. Il fut le premier à avoir vécu un sentiment de culpabilité authentique et à vouloir "réparer" sa faute.

Ce chapitre de la mythologie nous rappelle le meurtre du père idéal et le repentir du (des) fils, ce qui mena à l'instauration de la loi. Par l'exemple du tribunal institué par Athéna, une nouvelle notion de justice s'imposa, plus équitable, moins passionnelle.

Dans l'Antiquité, les figures du Surmoi étaient, me semble-t-il, comme directement représentées par des divinités. En les étudiant, nous saurons mieux saisir les différents visages que l'instance de la loi peut adopter :

La *Némésis* était la divinité de l'équilibre, de la mesure et de la juste colère. Elle admonestait les êtres présomptueux. "Les vengeances qu'elle exerce ne sont point aveugles, nous rappelle J. Schmidt (1965) ; elle abaisse ceux qui ont reçu trop de dons et s'en flattent. Elle conseille la modération et la discrétion : on la représente alors tenant son index devant sa bouche" (p. 213). Nous dirons que Némésis était la déesse surmoïque des narcissiques, ou plutôt celle que les narcissiques n'écoutent jamais... Elle intervint par ailleurs dans le châtiment de Narcisse.

Nous verrons dans l'*Aïdos* la "divinité des obsessionnels", elle assurait l'accomplissement des devoirs religieux. Aïdos signifie "la honte qui retient les hommes de faire le mal et aussi le sentiment qu'un homme prospère doit éprouver en présence des infortunés. Sentiment qui n'est pas fait de compassion mais de la conscience que cette différence entre lui-même et ces malheureux n'est pas méritée" (Hamilton, J., 1940, p. 35). Aïdos rappelait ainsi le devoir de *charité* envers les démunis.

Les trois *Erinyes*, les Furies au corps ailé et à la chevelure de serpents, auraient été les représentantes du Surmoi le plus sévère et primitif. Ministres de la vengeance des dieux, elles frappaient sans clémence, par la mort souvent, les criminels, ou elles punissaient un pays par la peste. Elles inspiraient la haine entre les humains. Elles poursuivaient les âmes du monde souterrain, les culpabilisant, les torturant moralement et physiquement.

Leur origine est singulière. Elles sont nées du sperme d'Ouranos, répandu lorsque Chronos, son fils, l'émascula. Premier dieu majeur, Ouranos fut le ciel. Il avait des habitudes sexuelles compliquées : faisant l'amour sans interruption à sa femme, Gaïa, la terre, fatiguée de se trouver réduite à cette position inconfortable. De plus Gaïa concevait de nombreux enfants qui ne parvenaient pas à sortir de son ventre. Placé au milieu du canal vaginal, le pénis de son mari les en empêchait. Donc les

Erinyes furent conçues par une sorte de “parthénogenèse” masculine, et surgies à la suite de l'accomplissement d'un acte violent que les Grecs estimaient juste : l'émasculation d'Ouranos. Encore une fois, la ressemblance avec le meurtre du père de la horde est frappante. Ce fut le premier acte de justice. Est-ce pour cette raison que les Erinyes s'érigèrent elles-mêmes en juges représentant le *Surmoi primitif* ?

La transformation des Erinyes en *Euménides* est aussi fort intéressante : lorsque les Erinyes acquittèrent Oreste, elles furent sensibles à ses suppliques ; sa culpabilité avait tellement modifié son caractère... Il méritait leur pardon. Elles-mêmes devinrent plus souples, leur fonction fut désormais de veiller à ce que les êtres qui ont commis des actes ignobles sachent expier leurs fautes. Nul crime ne peut avoir plus de poids que son expiation, avait compris Oreste. Les Euménides, les Bienveillantes, se révèlent les figures du *Surmoi évolué.*

Ces quatre figures du Surmoi — la Némésis, l'Aïdos, les Erinyes et les Euménides — sont d'autant plus intéressantes que nous nous trouvons, dans la pathologie, avec des sujets qui, au contraire, restent impénétrables à la Loi ou à une quelconque action du Surmoi... C'est le Royaume où le Mal est maître.

1. *Cynisme et imposture : coexistence et synergie*

Une imposture désigne en principe une tromperie, mais son sens s'applique de façon étendue à l'escroquerie, au déguisement, au faux-semblant, à la fausse identité, et, dans un sens figuré, à la tentative du sujet de créer une fausse impression, voire une illusion, en abusant autrui. L'imposture est au centre de bien des comportements des pervers sexuels et des psychopathes. Elle n'est pas rare chez la personne en faux-Self, même chez le paranoïaque qui, à l'abri de la manipulation, calme son sentiment de persécution. Dans tous ces cas, il s'agit de défenses *perverses de caractère*, d'après ces deux modalités qui nous sont déjà familières :

1. Celle de la *perversité*, basée sur le plaisir

a/ de se servir de ce que l'autre possède, de ses qualités psychiques ou de ses avoirs personnels ;

b/ de dénigrer ce qui est beau et noble ;

c/ de torturer psychiquement autrui ou de se torturer.

2. Celle de la *perversion-narcissique*, basée sur la recherche compulsive de vénération aux dépens d'un autre qui est nié dans ses besoins les plus élémentaires de considération et de respect, même de survie psychique. La jouissance tirée serait bien pauvre dans ce cas.

Comme nous le savons, ces traits qui n'engendrent pas de culpabilité sont, au contraire, justifiés avec cynisme d'après l'idéologie de "faire le Mal pour le Bien". Autrement dit, le sujet se servira d'arguments éthiques pour vanter les avantages que l'autre peut tirer de la situation dont il est victime (cf. *Le Limier*). Il a aussi l'ambition de proposer un code éthique basé sur l'indignité, l'opprobre : plus c'est "sale", mieux c'est...

Individu chez qui l'imposture devient un trait permanent, l'imposteur a mérité bon nombre d'études depuis celle de K. Abraham sur le chevalier d'industrie (v. supra). Ph. Greenacre (1951) donne l'exemple d'artistes et d'écrivains qui empruntent la personnalité d'autrui, ainsi que celui d'escrocs connus. La mythomanie est un élément fréquent, comme le cynisme, dans le mimétisme d'un être supérieur. H. Deutsch (1955) trouve cette idéalisation d'autant plus impérative et désespérée que le sujet doute de sa propre valeur : son Moi-idéal lézardé cherche à satisfaire un idéal du Moi exigeant (ce dernier "devient" le Moi). Mais chez l'imposteur, la représentation qu'il se fait de son identité ne recoupe pas celle de tout le monde. Il *est* un autre, car il s'ignore (la conséquence de ce déni est peut-être la plus importante de la pathologie). Le déguisement, le transvestissement donnent l'illusion du vrai. H. Deutsch observe un clivage rigide du Moi sous le signe d'un narcissisme surévalué, de ce fait le sujet a du mal à s'accommoder des circonstances de la vie. Greenacre, qui note également un critère de réalité faible ou inexistant, insiste sur un idéal du Moi (Moi-idéal ?) ayant déplacé ou remplacé le Surmoi (œdipien). Une fois accomplie l'imposture à travers l'emprunt d'une *identité de substitution*, le sujet a le sentiment d'avoir éliminé définitivement le rival œdipien, souligne Greenacre. Le sentiment d'auto-suffisance est à son acmé : l'individu croit être devenu *celui* qu'il désirait être (Deutsch, H., *op. cit..*, p. 285).

J. Zac (1964) décèle dans le personnage de l'imposteur et escroc Felix Krupp, héros du roman de Thomas Mann, un fond de confusion entre sexes, le transvestissement mimétique apaisant l'angoisse dépressive. Enfant, F. Krupp a dû subir un traumatisme de naissance intense, avance Zac, et un abandon maternel particulièrement douloureux qui l'ont poursuivi sa vie durant. Pour cette raison, à l'âge adulte, il ne parvenait pas non plus à profiter des succès obtenus grâce à ses exactions. Mais les échecs ou le rejet le désorientaient également: il gardait un grand ressentiment contre ceux qui le frustraient. Au lieu de réorienter ses buts, cet imposteur, un être peu souple en définitive, attendait l'heure où il pourrait les duper à nouveau (p. 70).

Selon J. Zac, Felix Krupp se faisait le pari de démontrer qu'un "père" est un être corruptible, donc double, complice dans l'homosexualité du fils, en somme l'antithèse du Père (v. le médecin qu'il a convaincu de s'associer à lui dans l'imposture).

Dans son *acting* manipulatoire à la recherche d'un complice ou d'un "pigeon", l'imposteur, souligne encore Zac, sait se servir du langage cynique, il compte sur le rabaissement de l'autre qui, humilié, lui fera confiance. Il possède certainement du "charme", un charme "désarmant" mêlé d'ironie lorsqu'il "se moque des préjugés sociaux et des institutions" (p. 69). On pense à un Casanova, libre-penseur, libéral... et libertin. Inutile de vouloir *gravir l'échelle sociale*, dirait un Andrew Wyke, inutile de se battre, d'entreprendre, de se prétendre doué et intelligent. Dès le berceau, les jeux sont faits.

Le transvestisme de l'imposteur est la preuve majeure de son incroyance : c'est avant tout lui qui ne saura pas changer. Son identité est comme un roc. L'adapter au monde et aux circonstances, c'est impossible.

Beaucoup de ces patients ont eu un grand-père ou un ancêtre mêlé à des affaires illégales, et il est probable que la représentation de ces agissements, cet héritage, induit leur propre comportement imposteur et cynique. L'examen de cette représentation nous aidera donc à mieux cerner leur curieux fonctionnement par rapport à la loi.

2. *Transmission*

Spontanément, nous avons tendance à penser que tout ce qui est transmis des parents aux enfants recèle des qualités positives, la noblesse, l'honnêteté, le respect d'autrui. Si l'enfant éprouve des sentiments ignobles ou adopte des comportements transgressifs, nous considérons que le ça, ses pulsions, s'imposent à un Surmoi faible ou inexistant. Nous croyons que le Mal se génère de façon autarcique. L'individu aurait été privé à la fois d'un enveloppement maternel tendre et imaginatif, et d'une loi paternelle. Dans ces conditions, il peut apparaître étrange de parler de transmission de l'imposture.

La question se complique encore. Pour que quelque chose soit transmis, il faut que celui qui se trouve potentiellement en condition de le recevoir l'accueille, le dépose et le travaille en lui. Donc *le destinataire* est pour beaucoup dans la transmission. Il en est la pièce maîtresse. Appelons-le le dépositaire.

Nous repérons d'habitude trois modes de "réception" : l'incorporation, l'introjection et l'identification. Ce qui distingue l'*incorporation* est sa pauvreté de mentalisation. Dans le cas de l'*introjection* et dans celui de l'*identification*, à l'inverse, le Moi réalise un énorme travail afin de parvenir à agréger la transmission. Dans l'identification, il y a modification du Moi, même de l'identité. Le Surmoi est le produit accompli de l'introjection de la représentation du père interdicteur, mais tellement transformée que l'on aura parfois du mal à en reconnaître l'origine. Le passage par ce travail de métabolisation conduit à rendre quelque part l'individu "invulnérable", assuré qu'il est maintenant de la présence interne du Surmoi protecteur. Dans l'*Humour*, S. Freud (1927*b*) remarque que le Surmoi soulage le Moi de ses souffrances, banalisant leur gravité, il est comme un père interne qui dirait à l'enfant : "Petit sot que tu es, tu t'es soucié de peu de choses."

Cela nous éloigne de toute approche causaliste. Transmission ne signifie nullement origine causale de l'imposture. Il s'agira pour l'essentiel de nous poser la question de la place des objets transgénérationnels caractéristiques de ces patients qui utilisent des mécanismes pervers. L'ancêtre (ou l'aïeul) serait vécu comme un imposteur qui cautionnerait ou inspirerait l'imposture chez son descendant. Ce sera aussi l'occasion de trouver de nouvelles correspondances théoriques.

3. *Clivage rigide comme condition de l'imposture*

Essayons de résoudre ces questions par étapes. Commençons par la fin. Quel type de *fonctionnement psychique* est-il nécessaire pour faire du dépositaire le destinataire approprié de la transmission d'une imposture ?

Je dirais que ce fonctionnement devrait intervenir dans des espaces du Moi où règnent un certain désordre, un froid glacial et déserté : bouche ouverte et désespérément avide, pompe aspirante qui rappelle une *carence cicatricielle*, anfractuosité d'une absence ancienne d'étayage maternel. L'individu en garde une rancœur intense mais "complice" de cette absence, il est incapable de tirer les bénéfices d'une quelconque relation substitutive qui pourrait lui faire "oublier" le manque d'étayage. Donc cet espace du Moi ne posséderait pas de représentation d'objet. Matière connective du Moi, le narcissisme est ici trop faible. Dans ces conditions, ni l'introjection ni l'identification ne pourront s'orchestrer. La bonté ou la beauté de l'objet ne pourra être intériorisée. Le seul mécanisme possible reste l'incorporation : l'autre, le vécu de cet autre à propos de son objet interne, les œuvres de ce dernier seront "avalées" sans digestion, sans "métabolisation" ni intégration véritable dans le Moi (Abraham, N., Torok, M., *op. cit.*.). Et ce qui caractérise l'incorporation, c'est qu'elle n'est ni symbolisable ni métaphorisable ni pensable, même dans l'après-coup. Trois personnages seront concernés : le sujet, le parent et un tiers, ancêtre ou aïeul. Chacun d'eux constitue un chaînon dans la généalogie. Ainsi, l'objet interne de l'autre est incorporé avec quelque chose qui serait le non-sens, et, en même temps, le Moi vide de pensée agissant chez cet autre, de sorte que le sujet ne peut s'agripper à cette paroi lisse, "gluante" et sans repères. L'incorporation ne devrait pas être saisie comme un fantasme — ainsi que N. Abraham et M. Torok l'imaginent — ni comme un avatar de la voracité ou de la dévoration, désirs archaïques et agressifs dans leur contenu, et qui comportent un travail psychique. C'est le terme de *défense* qui conviendrait le mieux. Il se peut que l'incorporation ne comporte pas de haine, ni encore moins de plaisir.

Chez le sujet, la partie du Moi clivée, cette zone d'ombre, fonctionne avec une logique strictement primaire : identité de perception, indifférenciation entre signifiant et signifié, entre symbole et symbolisé. La négation n'y existant pas, aucun obstacle ne sera opposé à l'assaut de l'extérieur. (Figure 1.)

Une conclusion s'impose alors : pas de transmission de l'imposture sans clivage préalable et particulier du Moi, où une de ses parties est désorganisée et dévitalisée à l'extrême, et en attente d'un réconfort jamais manifesté. (Figure 1.) En principe, trois aspects seront incorporés: "l'imposture" de l'objet de l'autre, une partie du Moi de l'autre concerné par l'imposture, également pauvre en représentance, et une injonction interdisant le savoir (j'y reviendrai).

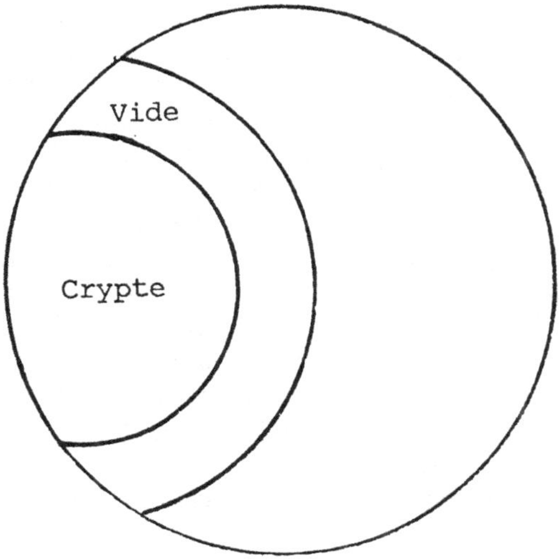

Figure 1 : Le Moi clivé

4. *L'ancêtre et l'intermédiaire*

Maintenant, nous pouvons nous consacrer au point suivant : *qui transmet une imposture, comment et pourquoi*. Nous devons l'envisager de façon prudente, car l'existence d'un "transmetteur-messager" ne suffit pas à accréditer la réalité de la transmission...

Lorsque S. Freud (1923*a*) affirme que le Surmoi de l'enfant est l'héritier du Surmoi des parents, il n'envisage pas la situation symétrique suivante : comment l'enfant hériterait-il du "déficit" de Surmoi des parents ? Autrement dit, l'ignorance de la loi chez les parents ou l'un des parents peut-elle être incorporée par l'enfant ?

On a certainement beaucoup parlé du *secret* du parent concernant un aïeul ayant commis un acte illégal. Or, j'ai l'expérience de situations où le grand-parent ou l'ancêtre transgresseur *est connu de tous*, souvent vénéré pour sa témérité, idéalisé pour sa roublardise, pour sa capacité à contourner et à enfreindre la loi sans jamais se faire attraper, ni bien entendu sans éprouver de culpabilité. C'est un objet mythifié du genre "plus c'est gros, mieux ça marche" ou "la fin justifie les moyens". Parfois — je l'ai remarqué auprès de toxicomanes mais il ne serait pas rare chez d'autres patients dévoyant le but de la pulsion — l'ancêtre est quelqu'un qui a réussi économiquement, "partant de zéro", mais en utilisant des méthodes illégales d'enrichissement : le délit d'initié, le jeu, la contrebande, la délation, la fausse monnaie, le trafic de drogue ou la traite des blanches. Sa fortune est devenue un moyen de domination; son style de vie, un exemple de bonheur. Il s'impose, même décédé depuis longtemps, par son savoir-faire au détriment de son enfant, ou de son gendre/sa bru, considéré comme "un profiteur" et quelqu'un qui est arrivé "quand tout était déjà fait". "Tant que je serai là, rien ne vous manquera", aimait dire un grand-père à ses petits-enfants. Mais lorsqu'il est mort, l'un d'eux est entré dans le circuit infernal de la drogue. Il a été "sensible" au pronostic du grand-père !

Deux autres éléments découlent de cette situation.

- L'*omnipotence* de l'ancêtre, le patriarche.
- L'*effacement des différences générationnelles ou leur subversion.*

La différence des générations s'établit dans ce dernier cas sur le modèle fort-faible, capable-incapable, rusé-naïf, c'est-à-dire qu'elle ne renvoie pas à la différence sexuelle ni à la précession de la scène primitive où les parents engendrent les enfants et ainsi de suite, mais à une stricte logique d'assujettissement.

Soit par secret, soit par encapsulement chez un porteur ("cryptophore", d'après l'heureux concept introduit par N. Abraham et M. Torok, *op. cit.*.), soit par une plus grande divulgation des faits et des œuvres de l'ancêtre, l'élément principal est la toute-puissance qui émane du personnage. La honte à cause de ses exactions que l'on souhaite cacher ne fait qu'inscrire sa représentation dans le contexte grandiose. Parfois on n'a pas honte parce qu'il a commis un acte répréhensible et s'est fait blâmer. On a honte parce qu'il n'a pas été assez malin pour éviter le blâme.

L'ancêtre imposteur requiert un bouillon de culture, une autre psyché, et fréquemment plusieurs, qui amplifient la portée de ses "prouesses", les rehaussant de vénération. Cela est possible à condition que ce "messager" ait structuré son appareil psychique d'après la logique du clivage, organisé néanmoins de façon différente de celui du destinataire, comme je l'expliquerai ensuite. Cette partie du Moi clivée, exaltante, radieuse, maintient un lien de vénération avec l'objet ancestral, ce qui lui confère une illusion d'impunité. *Le Surmoi œdipien n'y exerce aucun pouvoir.* C'est le "tout est permis et possible" et le "tout est pour moi". Dans le cas où le messager est la mère du destinataire, on peut saisir pourquoi elle se trouve incapable de s'occuper du petit corps de son nourrisson, absorbée qu'elle est par son idole, comme je l'ai expliqué plus haut. Si elle s'intéresse à l'enfant, c'est pour porter sur lui son vécu lumineux, pour l'idolâtrer également comme un double de son ancêtre. Lorsqu'il demande soutien et plaisir, elle lui offre de la volupté, le traitant comme un fétiche inspirateur de sensualité.

Il est intéressant de revenir sur l'importance du clivage (secondaire) chez le messager, en contrepoint de celui du destinataire-dépositaire. La partie du Moi concernée par la transmission de l'imposture est animée par des sentiments différents chez le messager : elle est portée vers une grandeur sans loi. Chez le destinataire, elle est plutôt vide, "sans toit si foi". Toutefois, chez tous les deux, cette partie du Moi semble recouper le modèle du noyau psychotique ou syncrétique. Celui-ci a en face de lui le versant le plus sain du Moi qui, en acceptant les règles du Surmoi, permet une meilleure insertion dans la réalité. J. Bleger avance notamment que "le noyau agglutiné (la partie psychotique de la personnalité) est formé par les identifications les plus primitives dans lesquelles il n'est pas encore établi une différenciation Moi et non-Moi, et qui constitue, par ailleurs, l'organisation la plus primitive du complexe d'Œdipe, et qui se caractérise par une fusion (manque de différenciation) du couple parental et entre ce dernier et le Moi du patient". Ce conglomérat fusionné d'éléments non différenciés, trop massifs et collés entre eux, ne se mobilise que de façon globale. Il ne trouve pas de vecteur libidinal adéquat, facteur de liaison, car la désintrication des pulsions de vie et de mort est ici la règle. Il revient toutefois à S. Freud (1927*a*, 1938*c*) le mérite de nous avertir sur la possible coexistence chez un même individu de deux vécus apparemment inconciliables : l'un déniant la réalité et l'autre bien conscient des impératifs de cette dernière. Pour S. Freud, le clivage est consubstantiel à un *déni de perception*, procédé devenu indispensable afin d'éloigner l'effroi traumatique. Bien qu'inopérante dans certains secteurs, la partie réaliste du Moi aide le sujet, qui peut nous donner une étonnante impression d'adaptation, et sa rationnalité nourrir toutefois une attitude prosélyte (v. *supra*).

On apprécie l'importance de ce déni de perception lorsqu'on se rappelle que, pour S. Freud (1923*a*), la perception-conscience constitue la pièce maîtresse qui organise le Moi, et qui se place au carrefour de ses différentes fonctions. Le premier Moi est certes corporel mais "prenant son point de départ dans la perception consciente, ce Moi soumet à son influence des domaines toujours plus vastes, des couches toujours plus profondes du ça" (Freud, S., 1938*c*). "La perception joue pour le Moi le rôle qui revient à la pulsion dans le ça" (*op. cit.*., 1923*a*). Cela paraît d'autant plus apporter de l'eau à notre moulin que le Moi ne se développerait pas tant "à partir du système Perception-Conscience que d'une formation interne trouvant son origine dans *certaines organisations* privilégiées, qui proviennent non du monde extérieur en général mais du monde *interhumain*" (Laplanche, J., Pontalis, J.-B., 1967, p. 253). Autrement dit, l'enfant est particulièrement sensible aux modèles identificatoires opérant dans la psyché de ses parents, interfantasmatiques et ancestraux.

Dans le cas du fétichiste, le déni perceptuel de la castration maternelle ne peut être dissocié du déni, assez fréquent, que la mère porte sur sa propre castration, donnant toute assurance au sujet sur la véracité de sa perception pourtant fausse. Pensons à la communauté du déni signalée par M. Fain (1982). Pour autant que l'attrait de cette impression d'impunité exercée sur le sujet s'inscrive dans une dialectique inter-subjective, l'extérieur n'est pas un vecteur en soi. Il n'est pas commandement, mais reflet d'une autre intériorité. Il faut songer plutôt à ce que peut signifier pour ces enfants la somme de messages reçus pendant des années sous forme de gestes, d'allusions, de non-dits, de récits d'événements, d'explications parfois, de matières allégoriques ou déplacées comme le conte. Du côté de la mère comme du côté de l'enfant, le déni recèle la faiblesse, le manque risque d'apparaître au grand jour. Et il exige impérativement sa ratification.

Ainsi l'aperception idolâtre de l'ancêtre imposteur qui opère chez la mère ou chez le père stimule l'incorporation chez l'enfant, soucieux qu'il est de combler son vide par *une quelconque image rayonnante et surhumaine*. De même, le déni de perception engendrera le déni de signification (Penot, B., 1990) ; le déni de connaissance, l'incrédulité dans la nouveauté apportée par l'expérience, en somme le désaveu de la pensée et de la curiosité en tant que conditions du désir. Cela nous permet de suggérer que la transmission de l'imposture est l'affaire du noyau psychotique, zone obscure et impensable du Moi. Les faits d'observation suivants le prouvent également : l'incorporation engendre l'imitation caricaturale des œuvres de l'ancêtre, rarement l'identification. En analyse, lorsque le patient évoque l'ancêtre étranger en lui, il risque de se sentir confus, *irréel*, il peut même entendre des voix, avoir l'impression que l'on devine sa pensée.

5. *Le message symbolique des origines*

De ce qui précède, on peut déduire une conception générale de la transmission. *Elle ne se ferait pas seulement dans le sens du parent à l'enfant, mais simultanément dans le sens inverse, de l'enfant au parent, le descendant "va à la recherche" du mode de fonctionnement qui lui convient.*

Dans son texte sur la "Généalogie des perversions", G. Rosolato (1969) se pose des questions semblables lorsqu'il avance que "*le fétichiste retrouve inconsciemment ces mêmes fantasmes qui constituent le Roman familial* ["les parents idéaux, magnifiés et doublant les parents réels"] ; [...] *pour lui* son ascendance *reste flottante dans la marge que lui donne le désaveu de la différence des sexes*" (p. 273).

Fut-il désireux d'ignorer toute généalogie, le fonctionnement du clivage-déni lui réclame de se trouver des ascendants, de fantasmer d'autres géniteurs différents de ses père et mère. Fébrilité avide, insatisfaction engendrées par un tel système tout dévoué à l'objet-chose lumineux.

Le surinvestissement du *regard* joue un rôle majeur chez le pervers sexuel, dès l'origine même de son existence, devant une mère qui refuse l'étayage le plus élémentaire : quête, surveillance. L'image *vue* par Joëlle (illustration 3) dans la bande dessinée pornographique l'éveille, fonctionnant comme modèle érotique. Elle va s'étonner de ce que son plaisir soit moins fort que celui de ces créatures aux volumes généreux. Le regard capte puis entérine l'intention de Théophile (illustration 2) qui a déjà fait travailler ses petits doigts espiègles. Tandis que la main amadoue, le regard donne l'estocade finale, celle qui délivre la volupté de la victime en enfermant son désir. Le regard cherche l'autre "lumineux", sa complicité, sa confirmation, l'appel du cercle d'initiés. Souvenons-nous que, dans les années vingt, en modifiant radicalement sa conception de la perversion axée jusqu'alors sur le sadisme et la cruauté, Freud introduit la *dimension visuelle, voyeuriste*, et chosifiante du partenaire (Freud, S., 1927*a*). "Le regard pourrait donc être, avance G. Rosolato (p. 285), ce médium pour le glissement et la transmission de la généalogie fantasmatique qui arriverait à amarrer la liaison spirituelle hors de la lignée parentale [...]" Le pervers se croit un illuminé, porteur d'un savoir absolu, au point de rencontre de "la gnose : c'est-à-dire [de] la transmission d'une connaissance illuminatrice, mais secrète, et qui défie toute atteinte par les voies rationnelles ou du logos ; révélation *parallèle* qui fait fi de toute médiation et de l'alliance, puisqu'elle les remet toujours en question, et qui seule assurerait la généalogie divine" (p. 278). G. Rosolato conclut : "On serait tenté de dire, en un double écho distordu, que pour la structure perverse au commencement était le regard-illumination allant de pair avec l'obscur, à laquelle aspire aussi l'agnostique ; comme d'une originelle saisie de l'inaccessible, sans intermédiaire, *sans médiation*, sans le temps, sans l'absence, le risque, la charge de la castration ; illumination d'une vision béatifique de dieu, au-delà de l'icône et de l'objet fétiche, où l'immédiateté perverse devance le logos" (p. 285-286).

Partant d'un autre angle, Zac arrive à des conclusions proches dans son étude sur l'imposteur Felix Krupp (Zac, *op. cit.*.). Cet auteur met en relief le *contrôle* exercé sur chacun "de ses muscles et de ses gestes et notamment de son habileté dans le contrôle de la pupille", qui "exprimait, comme l'illustrant, le contrôle rigide, omnipotent de ses sphincters, ainsi que sa réassurance face à sa crainte de la castration. La pupille représentait le diaphragme, c'est-à-dire le niveau de connexion de son monde interne avec son monde externe et, sur un autre plan, de son esprit avec son corps. Le contrôle pupillaire substituait le fantasme inconscient qui représentait le contrôle du sphincter anal, ce qui impliquait l'élimination fragmentée à volonté, omnipotente, de ses objets persécuteurs. En même temps, elle signifiait la rétention de l'objet idéalisé". En appliquant cette même métaphore, Zac souligne "l'érection pupillaire" qui permettait à l'imposteur de désavouer la castration par une "érection continuelle", en remarquant par exemple les détails les moins perceptibles. L'emprise du Moi sur la pupille et de la pupille sur le monde, "organe difficile", était à la mesure de la difficulté imposée par ses objets et son propre Moi qu'il croyait ainsi dompter.

Mais à quelle ascendance correspond la filiation divine autocréatrice de la loi et qui court-circuite l'autre ascendance fondée sur la castration et sur le renoncement aux desseins tout-puissants ? Rosolato propose à la réflexion deux lignées généalogiques opposées : celle qu'inaugure le *Père idéalisé et incestueux* d'avant la loi, et celle qu'inaugure le *Père mort* porteur de la loi. Il reprend le modèle freudien décrit dans *Totem et tabou.* Ainsi, le Père idéal nous rappelle l'ancêtre imposteur trônant dans le Moi-idéal narcissique du patient, alors que le Père mort nous évoque l'image qui va engendrer le Surmoi du parent, ensuite celui de l'enfant.

Lorsque l'ancêtre est associé à une faille éthique, le message symbolique ne parvient pas à circuler. Chez l'enfant, domine ainsi le souhait d'un renversement des valeurs. Son monde interne reproduit le schème du père omnipotent, tyran, incestueux, "non-castré", et/ou celui de la bande des frères de la horde clamant la démesure. Nous soulignons, en conséquence, l'*opposition d'exclusion* entre l'imposture de l'ancêtre et le message éthique du père imagoïque, celui que Rosolato désigne comme le Père mort, parce qu'il condense la transformation emblématique du pacte et de la culpabilité que nous portons tous de ce meurtre originaire. Souvenons-nous de la bande d'adolescents, de sa fonction structurante lorsqu'elle est suivie d'introjections d'objets, et de ses conséquences, au contraire déstructurantes, lorsque le sujet reste fixé au mode pervers adolescent de fonctionnement, comme dans l'exemple de mon patient Théophile.

Un autre ordre social, une autre morale seront désormais prônés : en défendant sa propre morale et ses propres règles, il se réfère indirectement à celles de l'ancêtre imposteur et vénéré par le parent. La "morale" de la bande le cautionne (le sacrifice, la règle du silence, le "tous pour un et un pour tous", la pureté d'une cause, parfois). Il palliera la désorganisation interne par l'agglutination des objets partiels. Ainsi, le noyau psychotique-narcissique infiltre constamment agirs et valeurs : depuis l'indifférenciation entre le beau et le laid jusqu'à l'ignorance de tout ordre, de tout questionnement. "Pourquoi le mal est-il sans pourquoi?", se demande A. Green (1988) au terme de sa recherche. "Le mal est sans pourquoi parce que sa raison d'être est de proclamer que tout ce qui *est* n'a aucun sens, n'obéit à aucun ordre, ne suit aucun but, ne dépend que de la puissance qu'il peut exercer pour imposer sa volonté aux objets de ses appétits..."

Plus tard, le pervers adulte cherchera un autre, partenaire ou groupe, qui vit les affres du silence des mots et de l'amour, pour projeter sur lui son vide dévitalisé, et il s'érigera alors en dieu des ténèbres (cf. Eiguer, A., 1990).

6. *Le cinquième palier*

Quatre paliers apparaissent, conditions de la transmission de l'imposture (Figure 2).

- *Un destinataire ou dépositaire*, au fonctionnement du Moi clivé, dont une des parties est vide et avide de représentations et de pensées ; ses objets partiels finissent par s'organiser comme une bande.
- *Un intermédiaire, messager ou "dépositant"*, au fonctionnement du Moi également clivé, dont l'une des parties idolâtre l'ancêtre. Si l'intermédiaire est la mère du dépositaire, elle semble ne pas avoir pu étayer suffisamment son petit enfant. A la place, elle lui a proposé l'hyper-sensualité des sens (vue, ouïe, toucher, etc.) et l'hyper-motricité.
- *Un ancêtre imposteur*, considéré comme le porteur de l'anti-loi.
- *Une représentation imagoïque* héritée de la horde primitive : celle du Père omnipotent ou celle de la bande des frères arrogants.

Pour autant que nous imaginons les traces philogénétiques comme un des axes essentiels du travail inconscient, ces dernières représentations qui viennent de la nuit des temps ont néanmoins un caractère éminemment *allégorique*. Ce n'est pas le cas des trois autres.

Les illustrations cliniques qui vont suivre apportent des éclairages sur le fonctionnement en séance de ces patients. On dira que le transfert crée les conditions d'un cinquième et dernier palier.

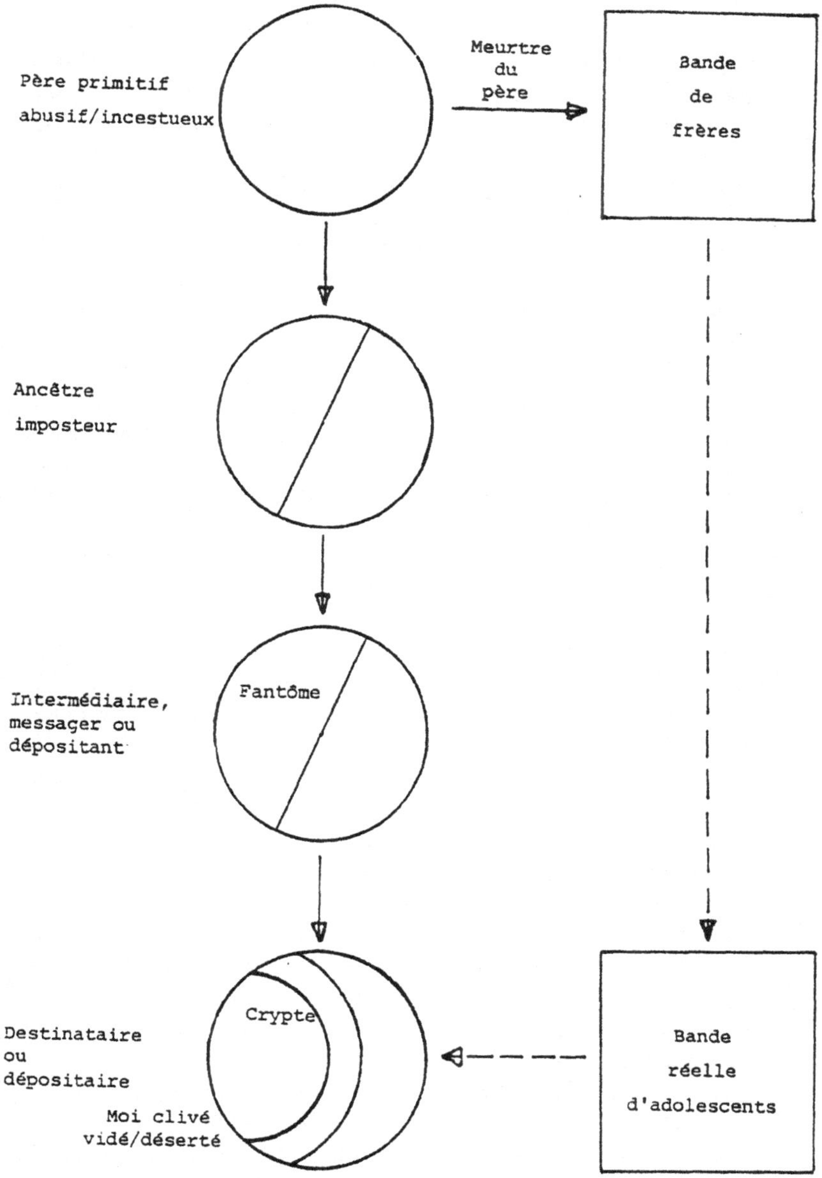

Figure 2 : Les paliers de la transmission de l'imposture

Illustration 5 - Théophile (suite). Une semaine d'enfer

Vers la fin de la séance du vendredi, Théophile, le patient pervers sexuel (frotteur) décrit au Chapitre 2, s'exclame : "Votre maison est un lieu sombre, un espace étroit, étouffant, mort et sans vie. Comment vais-je trouver l'envie de guérir ici ?" A la séance du lundi suivant, il dit , aussitôt allongé sur le divan, que j'aurais été "grossier et rejetant envers lui". Lors de son départ à la fin de la séance précédente, j'aurais été "pressé d'ouvrir la porte", et même j'aurais "claqué mes doigts pour lui signaler de filer". "Si l'on ne peut pas tout dire ici, alors où le fera-t-on ?" Etc.

"On ne peut pas comprendre ce qui vient de se passer entre vous et moi sans tenir compte de mes interprétations antérieures", lui dis-je plus tard dans la séance. Je lui rappelle avoir souligné qu'il pourrait rechercher, à travers son asthme, un contact privilégié avec un autre. Peut-être cela a-t-il heurté sa conviction, car il pense que son asthme n'est qu'une maladie corporelle. Plus encore, il a pu être vexé de m'entendre dire qu'il attendait beaucoup du père. Comme preuve, ajoutai-je, il a dit "votre maison" et non pas "votre cabinet" ou "votre salle d'attente". Il attend effectivement beaucoup de moi, *d'ici*, comme si c'était sa maison.

Piqué probablement par mon intervention, il se défend, m'attaquant encore. Une maison représente le statut social, la volonté de progresser, la réussite, apparemment médiocre chez moi. Quand son père explosait de colère, *sa mère "expliquait" aux enfants* : "C'est à cause de sa frustration professionnelle." Le père s'en voulait de son échec. Il n'avait "rien" fait de sa vie. Il travaillait comme une brute dans un bureau situé dans un sous-sol lugubre. Ainsi, en voulant théoriquement protéger le père, la mère le dévalorisait davantage, annulant une quelconque attitude d'autorité se manifestant malgré tout chez le père, sous forme de colère. La famille a tout abandonné en Afrique du Nord, au moment de l'Indépendance. Le patient, fier de cette comparaison avec son père, qu'il considère comme un nul et un incapable, va encore me mépriser à la séance suivante, essayant de chercher des éléments de ma réalité supposée, pour dire que je serais aussi un pauvre type, un "inutile"... Ensuite, dans l'acmé de son identification projective, son plaidoyer se tourne contre l'analyse, qui serait une escroquerie, une grande supercherie organisée pour profiter de la souffrance des gens en les humiliant.

Lors des troisième et quatrième séances hebdomadaires, le patient se calme néanmoins. Il reparle de son frotteurisme : essai, dans les transports en commun, de caresser les cuisses des filles, à leur insu. La voix cassée, il m'assure qu'il croit ainsi vouloir vaincre un froid, une distance, l'anonymat du métro, ce qui lui rappelle le silence de son père, lui donnant envie de rompre "la glace", mais sans succès. Il aimerait faire languir les filles, qu'elles aient l'occasion de passer un bon moment dans le métro... (Nous y voyons à l'œuvre l'idéologie du Mal pour le Bien.) Une fois ces propos émis, le patient part précipitamment du bureau, sans la moindre explication, à ma grande stupéfaction.

Le lundi suivant, il reconnaît avoir déserté mon bureau parce qu'il a été pris d'une envie impérieuse d'uriner. C'est la première fois que je l'entends me présenter des excuses. Il a eu peur "d'éjaculer à la place". L'été dernier, à Moscou, ville où il n'y a ni bars ni toilettes publiques, il lui est arrivé, sur le quai du métro, d'éprouver une semblable envie d'uriner, et ne trouvant pas où se soulager, il a involontairement eu un orgasme. "Ça a été affreux."

Commentaires. L'acmé d'excitation homosexuelle, après une longue semaine de pervertisation transférentielle, prend l'aspect de projection de sa tristesse et de sa détresse sur le cadre spatial, mais tout cela le conduit à me rabaisser. Cette tentative de dérision rappelle les traits du transfert pervers évoqués dans mon livre *Le pervers-narcissique et son complice.* Citons-les :

a/ *Pacte ou contrat pervers*, désir du patient de corrompre le cadre, proposition voilée pour que l'analyste abandonne une ou plusieurs règles du contrat en lui promettant le gain d'un surplus de vénération.

b/ *Volupté*, sur-érotisation du lien, caresses verbales excitantes et enivrantes dans le même but de détourner l'écoute de l'analyste.

c/ *Pervertisation des objectifs originaux de l'analyse.* L'écoute de l'analyste sera étudiée par le patient, afin d'explorer et d'exploiter ses failles : Théophile me supposant ambitieux, me croit déçu de ne pas être "riche"... Désire-t-il m'enfermer dans la position de profiteur ?

d/ *Prosélytisme.* La séance devient l'enjeu d'un combat idéologique : le patient se justifie avec cynisme, me disant que l'analyse sert à tout dire, même à dénigrer ; à d'autres moments, il se présente comme victime de ma colère...

e/ *Attaque de la pensée et du désir de l'analyste*, qui risque de voir inhibées ses capacités d'élaboration. En me comparant à son père, il "confirme" mon manque de sang-froid puisque théoriquement je serais, tout comme le père, sorti de mes gonds.

f/ *Dérision*, comme dans plusieurs aspects de cet exemple. Mais la dérision se retourne contre Théophile, éjaculant sur le quai du métro.

Le patient décrit la mère comme sa véritable complice-confidente qui n'arrête pas de montrer en cachette la fragilité du père et qui, en ajoutant qu'"il faut bien lui pardonner", donne de lui une image encore plus lamentable. Elle court-circuite de cette manière toute confrontation violente directe père/fils, certainement plus structurante. Théophile reproche à son père de n'avoir pas été assez malin, comme bien d'autres Pieds-noirs qui ne se sont pas privés de tricher pour devenir riches (un des grands-pères, des amis de ses parents). Ces modèles d'objet ont valeur d'ancêtres imposteurs.

Je ne dirai pas que ces séances ont été pour moi une partie de plaisir, mais elles m'ont permis de mieux saisir sa problématique. Le père faible et irascible, le grand-père tricheur, deux images du paternel, des hommes en pseudo-pénis ; tout cela donnerait crédit, par un négatif inversé, à sa croyance dans la mère au phallus.

Illustration 6 - Edwige. La bonne cause pour exercer l'anti-loi

Edwige est une patiente qui a peu de scrupules sexuels : homosexualité, inceste avec son frère plus jeune et avec sa sœur. Elle aime aussi séduire les partenaires de ses amies, etc. Pourtant, avec moi, chose curieuse, elle agit avec respect du cadre et de sa loi. Un seul élément me sera révélé trois ans après le début de la cure, comme entorse à la loi analytique. Elle avouera avoir payé son analyse avec l'argent gagné par le trafic de drogue. D'un certain point de vue, je pense que c'est une pervertisation du contrat ; *elle m'a fait participer à l'escroquerie*, comme le voleur qui décide de commettre un dernier vol avant de se racheter : idéologie du crime comme nécessité, voire comme une cause noble, afin de devenir honorable. Elle me dira même : "Vous savez, l'argent n'a pas d'odeur." Et pourtant… Je pense que la justice dans le sens de la pègre ne passerait pas par la notion de punition, moins encore par l'emprisonnement, mais par la compromission d'un tiers dans ce paradoxe : trouver la bonne cause pour exercer l'anti-loi.

Au moment de sa naissance, le père est en prison pour des affaires criminelles. Il sortira quand elle a cinq ans et mourra peu de temps après. Un des secrets (car il y en a plusieurs) concernant la vie de son père lui sera révélé à l'âge de douze ans, par sa grand-mère maternelle qui la *garde* souvent. Le père avait une autre femme et dix enfants, tout en étant "marié" avec sa mère, avec qui il a eu quatre enfants. Dégoûtée, Edwige préfère ignorer l'identité de ses demi-frères et de ses demi-sœurs. Au début de son adolescence, elle sort beaucoup, boit abondamment, finit par tomber amoureuse de son oncle. Au fond, elle adore son père, admire son courage et sa liberté d'esprit ! Se sentant comme "son héritière spirituelle", elle décide plus tard d'exercer la même profession, de s'inscrire au même parti politique. Chez Edwige, le père fonctionnerait comme la représentation d'un ancêtre imposteur.

Lors d'une séance, elle arrive tout agitée pour me révéler ses dernières découvertes : lorsqu'elle fut conçue, le père était en prison. Quand, comment cela s'est-il passé ? A l'occasion d'une permission, d'une visite ? A un moment de distraction des gardiens ? Epuisée après bon nombre de conjectures, elle doit admettre que les parents ont dû avoir une forte envie de faire l'amour pour surmonter de telles difficultés. Elle est secrètement fière de ces nouvelles associations.

7. *Histoires à rêver debout*

1. Aux trois personnages qui constituent toute chaîne généalogique, j'en ajouterai un quatrième, notre ancêtre le plus lointain : le père de la horde. L'importance de la place du Surmoi n'en devient que plus claire. L'aïeul, le parent et l'enfant, concernés par la transmission, par l'entretien, par "l'emmagasinement" et par la pratique de l'imposture, ne doivent pas être compris comme des figures figées. Chacun fait de l'imposture ce qui lui convient, ou ce qu'il peut ; il la fait germer en lui ou il l'agit, devenant à son tour un imposteur.

2. Il se trouve aussi que l'ancêtre peut être imaginairement quelqu'un d'aussi proche que le voisin, que la mère naturelle dans

le cas de l'adoption ou que l'un des parents, comme nous le voyons à l'œuvre chez Edwige.

3. L'ancêtre est vénéré pour sa capacité à agir en rupture avec la loi, sans culpabilité. Le parent l'idolâtre. Son Moi clivé est l'autel de ce dieu négatif. L'enfant l'absorbe, l'aspire dans cette partie de son Moi qui est comme déserté de représentations et de pensées.

4. Force est de constater que la transmission ne se fait pas seulement dans le sens des parents sur les enfants, mais également dans le sens inverse, des enfants sur les parents. Ces derniers vont à la recherche de cet idéal éclatant qui les assure dans leur déni de la castration, qui les calme des angoisses primitives. L'imposture est un besoin compulsif pourtant, instable, ce qui explique sa répétition.

5. Enfin, le transfert sera l'espace où se déploie l'imposture, l'analyste pourra être désigné comme un "imposteur", subir des attaques d'allure paranoïaque teintées de revendications pseudo-morales, être l'objet d'une escroquerie ou être invité à en devenir "le complice".

6. Si l'imposture possède une telle carapace idéologique, c'est que la chaîne transgénérationnelle la cautionne.

IV

La composante perverse de la pathologie-limite

La clinique psychanalytique, ainsi que la médecine légale, font part du constat qu'une forte proportion des "pervers sexuels" présente à l'origine une autre pathologie (psychotique ou limite), un tiers au moins des exhibitionnistes examinés en justice par exemple (Bonnet, G., 1983). La fréquence doit être plus importante en réalité, si l'on pense au fait qu'une partie de ces cas de perversion secondaire n'atteint pas le seuil considéré comme délictueux, étant donné la gravité moindre du symptôme, et l'absence de violence souvent cause d'emprisonnement, accompagnant l'acte pervers.

L'étude de ces perversions secondaires est d'autant plus indispensable que la dérive perverse vient compliquer grandement le tableau, mettant en danger la poursuite de la cure. C'est parfois le tribut que paie le traitement à l'engagement transférentiel trop excitant pour ces patients au Moi fragile.

Du point de vue théorique, l'exploration des cas-limites qui engendrent des défenses perverses nous permet d'ouvrir de nouvelles voies pour la compréhension de la perversion en général. Je citerai l'exemple du clivage du Moi observable aussi bien chez le psychotique, le patient-limite, le psychosomatique que le pervers, mais qui semble être particulièrement efficace chez ce dernier, probablement renforcé par "l'environnement idéologique" propre au cynisme... L'affect déplaisant et l'angoisse comptent y trouver un soulagement ; la culpabilité, un temps d'arrêt. En adoptant ce type de défense, le Moi du patient-limite gagnerait en assurance, fort de cet appui additionnel venant du clivage pervers, qui permet ainsi de mieux parer l'irruption des affects désordonnés.

En soulignant l'aspect agi du cynisme, en nous centrant sur la doctrine qui anime le discours pervers, nous pensons avoir ouvert un champ empirique susceptible d'orienter la discussion sur chaque cas. Nous y voyons une possibilité d'application immédiate à la pathologie-limite, dans la mesure où la *pensée dogmatique* apparaît comme une solution aux confusions et incertitudes de ces patients : réorientation et réorganisation d'après un déterminisme linéaire, faux à l'origine mais faisant figure d'ordre.

1. *Fête et défaite du Moi*

Les défenses perverses sont relativement fréquentes chez les patients-limites. Elles se présentent le plus souvent de manière sporadique, en changeant de caractéristiques, en adoptant des formes très variées, en émergeant et disparaissant de façon inattendue. Généralement elles éclosent après une crise. A cause de tous ces traits, il y a lieu de les distinguer des perversions primaires qui sont plus stables et organisées.

Les formes sexuelles, plutôt rares, alternent avec des formes caractérielles.

Le thérapeute connaît bien ces problèmes. Aussi disposé qu'il puisse être à panser les blessures du patient-limite, à s'attendrir sur ses carences, à l'aider à accorder sa pensée au mode symbolique, il risque d'obtenir pour toute réponse un surcroît d'*irritabilité* (où l'on aura de la peine à deviner de la souffrance), un regain d'*adhésivité* ou la survenue d'actings déconcertants, voire de *manipulation* subtilement agencée. S'agit-il d'*ingratitude*, d'*envie* ou d'*outrage à l'omnipotence* ? Pas uniquement.

Il y a de ces questions qui serrent la gorge du patient : Comment raccommoder un Moi prompt à la *dispersion* sans avoir le sentiment de se *diluer* dans l'autre ? Comment faire face aussi à la peur de l'*emprise* par cet autre, à l'angoisse *homosexuelle* qui adopte chez lui les accents d'un dramatique envahissement ?

Pour aborder ces questions, nous nous pencherons sur la structure de ces cas, ainsi que sur certaines de ses variantes cliniques, comme le faux-Self, le dépressif-suicidaire, le schizoïde-inhibé, qui "préfèrent" telle ou telle forme perverse.

2. *L'incertain*

La structure limite peut être reconnue comme celle de l'incertain. Les limites soi-autres ne configurent pas des limites mais elles comportent des pores, des tuyaux par où filtre la substance du Moi. "Trait caractéristique des états dits limites, le Moi se représente en position excentrée par rapport à l'appareil psychique, qu'il n'habite pas, qu'il observe de l'extérieur ; le patient ne vit pas vraiment sa vie, il se regarde vivre" (Anzieu D., 1992). La pensée est régulièrement compromise (ce serait l'un de ses traits distinctifs). Pensée concrète, mentalisation étroite ou absente, incapacité à introduire le symbole ou la métaphore. L'affect ressenti se transforme rapidement en acte, en symptôme somatique, les maigres processus pré-conscients ne parviennent pas à transposer l'éprouvé dans une forme langagière. Comme le sujet ne sait comment nommer ce qui lui arrive, il en reste perplexe. Ce qui est vécu à l'intérieur est situé à l'extérieur et inversement, comme dans la métaphore de l'anneau de Mœbius où les surfaces interne-externe s'interchangent en ajoutant une confusion entre le sens figuré et le sens propre. La pulsion prend indistinctement comme objet un autre Soi, ou la source même de la pulsion (idée d'Anzieu, 1990). Double problème d'attribution : ce qui est à toi est à moi, et ce qui est du palpable se confond également avec l'imaginable.

Pour donner encore d'autres éléments (car je suis certain que vous pourriez en ajouter un bon nombre), je parlerai de la confusion de catégories entre l'universel et le particulier, entre le tout et la partie ; cela dans une difficulté à construire des synthèses et dans une appétence pour le *détail* (différente de celle de l'obsessionnel), qui marque l'absence de l'élément symbolique organisateur et rassembleur en catégories hiérarchiquement distinctes.

En même temps, le Moi du patient-limite est agité par des mouvements émotionnels importants. Très sensible à la séparation, le sujet souffre d'autant plus intensément que son Moi *a soif d'autrui* pour s'étayer sur lui et se sentir complet. L'autre est une source de stimulation, de fantaisie également, ce qui pose la question théorique difficile de l'emprunt de libido, que je formulerai ainsi : Comment se fait-il qu'une psyché "prête" à une autre psyché, qui lui en fait inconsciemment la demande, une partie de sa fonction pulsionnelle et fantasmatique ?

Mais pourquoi la défense perverse chez le cas-limite ? Précisément, elle se déduit de cet état de dépendance extrême envers l'objet, que le patient a par ailleurs du mal à admettre et qui le pousse à vouloir renverser le courant en manipulant le lien. L'autre peut se sentir d'autant plus injustement traité qu'il a eu le sentiment d'avoir aidé le patient à progresser. Fréquemment l'agir pervers se manifeste quand le patient semble retrouver son équilibre, à la sortie d'une crise, comme s'il ne supportait pas narcissiquement d'avoir été fragilisé.

De toutes les formes cliniques de cas-limites, celle qui se révèle la plus douée pour cette captation des qualités moïques de l'autre est celle du patient en *faux-Self*, chez qui aussi les défenses perverses sont les plus vives. Ce sont des patients dont le fonctionnement mental s'organise comme réaction à l'empiétement maternel, avec deux possibilités.

1. Dans la variante classiquement décrite, il s'agit d'une mère tyrannique qui désire à la place de l'enfant, devançant ses besoins. L'enfant finit par renoncer à ses propres désirs et besoins, et il va désormais s'accommoder de ceux de sa mère, imitant les postures socialement "convenables".

2. On a ensuite décrit le cas de l'enfant qui serait sous l'effet d'un interdit de savoir concernant les jeux pervers auxquels se livre l'un (ou les deux) parent(s) (hypothèse de M. Khan, 1974). Il fonctionne en être factice pour ne pas réveiller en lui l'enfant astucieux qui peut comprendre.

Dans les deux cas, le patient en faux-Self semble manquer d'authenticité ; il adopte une attitude d'imitation caricaturale, d'extravagance et d'exhibition, sous la devise d'un bonheur narcissique. Dans son discours, le patient affiche des intérêts intellectuels, mais en fait il mime, sans les ressentir, les inquiétudes des autres ou les "thèmes" à la mode. Dans le champ cognitif, il imite aussi la pensée rationnelle, en se posant de fausses questions et en donnant de fausses réponses. Il utilise, à profusion, des mots enjoliveurs ; l'image du "culturel" est artificiellement amplifiée. Il ne vit pas la vie. Il a une idée de la vie. Il se regarde vivre, disait Anzieu (v. supra)[1].

Si le faux-Self souffre (car il peut désespérer) ou s'il craint la maladie, il érotise cette crainte et il joue avec. Cela devient une espèce de cinéma intérieur, fantasmagorique. Il se comporte, en somme, comme si la diversité humaine, la singularité de chacun était une mauvaise affaire. Comme il pense que chacun s'estime "le meilleur" et veut imposer aux autres sa "supériorité", cela le confirme dans son désir d'adopter l'éthique d'autrui, qui en serait flatté. Cette générosité où le patient en faux-Self se dessaisit de soi recèle quand même de l'omnipotence : il garde de cette manière la maîtrise de la relation. S'il distribue des cartes truquées, cela ne serait-il pas, tout compte fait, dû à son désir de préserver et de protéger son vrai-Self ?

La méconnaissance de l'objet et de l'ordre symbolique va de pair avec la fabrication, à sa guise, de normes collectives et avec la distribution arbitraire et fantaisiste de *symboles* dont il devient l'auteur (signes mis en relief par les tests projectifs, notamment).

Nous y trouvons des ressemblances dynamiques avec la perversion, bien qu'en principe le patient en faux-Self en soit moins conscient ; son utilisation, moins calculée. Quoi qu'il en soit, *les évolutions réciproques d'un tableau vers l'autre* sont aisées à réaliser. La séduction sans véritable implication et recherchant la complicité du narcissisme d'autrui leur est commune.

La dépendance signée par une telle appétence sociale organise "l'identité" du faux-Self, l'assure du contrôle du vrai-Self, tout en étant guidée par le *regard/*quête d'un modèle, comme le regard du pervers régit son propre lien de dépendance dans la recherche de confirmation de son souhait voluptueux.

Mais chez le faux-Self, la *jouissance* est aussi forte, par exemple dans la "kleptomanie" mimétique ; de même que pour le pervers son acolyte-complice garde bien la clé d'une vitalisation constamment en manque de souffle.

---

1 Je remercie chaleureusement Frieda Rossel (de Genève et Lausanne) qui a bien voulu me transmettre des articles consacrés à ses recherches (en collaboration) sur les patients en faux-Self, dont je me suis servi pour la description de ces cas. Merceron C., Husain O., Rossel F., 1985 ; Merceron C., Rossel F., Cedraschi C., 1989, 1990 ; Merceron C., Rossel F., Matthey M.-L., 1990 ; Cedraschi Ch., Merceron C., Rossel F., 1990. (V. aussi Weiss, J., 1966.)

Le patient sera d'autant plus enclin à glisser vers un fonctionnement pervers que son vrai-Self conserve les traces secrètes des exactions commises par un ancêtre ou un parent.

Nous citerons volontiers O. Kernberg (1975), quand il souligne que l'angoisse affichée de ces patients et d'autres variantes de cas-limites, angoisse amplifiée et cherchant l'induction, leur sert à cacher une autre angoisse bien plus menaçante.

Une des conséquences du contrôle et de la manipulation sur autrui serait celle de rigidifier et d'intensifier le clivage, autrement dit de porter vers l'extérieur, en se préservant narcissiquement, les angoisses internes. A ce titre, l'élément pervers a une finalité économique de premier ordre.

Qu'un patient-limite soit soumis à des affects non-liés ou que son Moi disloqué et partiellement désertique ne lui permette pas de donner toutes ses chances aux mouvements pulsionnels ne l'affecte pas autant que la culpabilité, le confrontant à la puissance de son désir souvent plus ou moins violent.

Le passage à l'acte pervers viendrait donc renforcer l'étanchéité du clivage du Moi, le patient évitant ainsi de se confronter à la vérité sur lui-même. Toutefois, le lien à autrui est maintenu, ce qui représente un avantage par rapport à d'autres issues moins heureuses comme le renfermement autistique.

En ce qui concerne le cas du patient *dépressif-limite*, l'aménagement pervers remplit une fonction de mise à "l'éprouvé" chez autrui qui le contient anaclitiquement. Le sentiment de culpabilité est par ailleurs difficile à nommer, à entrer dans un circuit de parole. Dans son ouvrage sur *La dépression et les états-limites*, Bergeret présente une forme clinique à allure perverse à travers un cas qui a subi, à 4 ans, une séduction traumatique par un voisin et qui, adulte, vit une liaison homosexuelle. Il souligne avec pertinence chez son patient : "Le retour de la fixation au «voisin» de concert [il a rencontré son ami récent dans une salle de concert] pose le problème de la relation hypnotiseur-hypnotisé, de la possibilité réparatrice de faire éclipser provisoirement l'idéal du Moi déréel par un objet offert au Moi. N'est-ce pas là justement le procédé classique évitant aux états-limites de devenir psychotiques, puisque ce caractère fascinant de l'objet du Moi permet l'écart de tant de problèmes conflictuels et redoutés ?" (p. 183). Plus loin, Bergeret ajoute : "La relation d'objet s'est manifestée sous un mode homosexuel incontestable bien que discret.

Mais cette homosexualité-là n'est qu'un comportement qui n'a de valeur qu'en tant que témoignage d'une relation anaclitique vécue avec un être fort. Ce n'est ni une défense contre l'Œdipe positif en soi, ni une fantaisie psychotique, ni une relation d'objet érogène partiel comme dans la perversion véritable, mais la récupération salvatrice d'un objet compensateur antipsychotique et antidépressif."

Illustration 7 - Serge. Mystification et manipulation des soins

Serge est un homme qui a fréquenté pendant dix ans les hôpitaux psychiatriques sans qu'un diagnostic soit établi avec certitude, sauf qu'on a suggéré pour lui tous les diagnostics possibles et imaginables. Il fait des *tentatives de suicide* à répétition, généralement à la suite de celles que fait sa mère. Ils partent tous les deux ensemble à l'hôpital. La fusion est tellement sévère qu'il est difficile de savoir ce que vit ou pense l'un sans se demander ce que vit ou pense l'autre. A 5 ans, Serge a vu sa mère très déprimée à la suite d'une infidélité du père. Depuis, il a voué sa vie à la protéger, jusqu'au point de vieillir comme elle. Ceci sur le plan somatique aussi : quand sa mère a commencé à faire une ostéoporose sénile, lui a débuté une décalcification des os, une nécrose du col du fémur est apparue. Il prend régulièrement de l'alcool, parfois des amphétamines.

Avec Serge, le traitement est plein d'embûches et de sursauts. A une séance, il arrive "désespéré" : rien ne va plus. Sa mère est âgée et malade, sa sœur l'accuse de soutirer de l'argent à des membres de la famille et de vivre à leurs dépens pour ne pas travailler. Il n'évolue pas après dix ans de traitements multiples. Il dit qu'il va se suicider. Mieux encore, il va tuer les autres membres de sa famille et se tuer ensuite.

Je lui signale alors qu'il serait préférable de se tuer d'abord et de tuer les autres ensuite. Serge reste perplexe cinq minutes, et répond : "Mais ce n'est pas possible, vous vous êtes trompé... Si je me tue, je ne pourrai pas les tuer après." Il essaie ensuite toutes les combinaisons possibles : il faudrait trouver un toxique d'action lente qui lui permette d'accomplir le meurtre pendant qu'il est en train de mourir, mais il n'aurait plus la volonté. Non, ce n'est pas possible, et il finit par rire. "Vous avez dit quelque chose d'absurde pour me faire comprendre, je ne sais pas... pour me faire réagir. Tuer et se tuer, ça revient au même alors. Qui tuer, peu importe, c'est l'acte qui m'anime. Me libérer, trouver un moyen d'affirmer mon courage. C'est bête que je ne trouve pas d'autre moyen de montrer ma force."

Au bout de trois ans, la thérapie a permis à Serge de se libérer du système hospitalier, avec ses allées et venues à l'hôpital, qui ont tant découragé ses soignants. Il avait créé une prédisposition négative à son égard, certains soignants le considérant comme un "profiteur". Il convient de se rappeler qu'il *promettait* régulièrement de faire des efforts pour travailler, pour étudier, pour habiter le studio qu'il avait réussi à s'acheter avec l'argent des allocations d'adulte handicapé. Lorsqu'il reprenait ses études universitaires, il pouvait se montrer un élève appliqué, assistant aux cours avec assiduité, de gros livres sous son bras, se vantant de ses anciens succès aux examens. Mais au bout de quelque temps, étant plus ou moins persuadé de l'effet obtenu, il "retombait malade", arrêtant ses études. Au bout de quatre ou cinq tentatives semblables, les soignants ont commencé à le soupçonner de mystification, tout en se demandant si le système de soins, par sa grande disponibilité, ne l'infantilisait pas davantage. Mais Serge réussissait à revenir à l'hôpital.

Il finit par érotiser le rejet et la méfiance des soignants. La séduction, ou plutôt le projet de "faire croire" a cédé la place au masochisme.

On comprendra facilement, après ce que je viens de vous relater, les raisons de mon interprétation humoristique, dans un humour de "*no sense*". J'étais familiarisé avec ces jeux séducteurs et l'annonce de son suicide-meurtre me fit douter de sa détermination véritable ; j'ai profité de l'occasion pour lui montrer de façon allusive la confusion identitaire.

Illustration 8 - Jean-François. Un voyeur pas comme les autres

Le cas de *Jean-François* est marqué par des violences sur les personnes et sur les objets : des crises clastiques qui, entourées d'un climat de persécution sévère, ont amené les spécialistes à penser qu'il était psychotique ; il fut hospitalisé à 10 ans pour la première fois. Il a connu depuis une évolution favorable, voire spectaculaire, mais subsistent des difficultés dans la représentation du temps, des troubles de la pensée qui induisent éventuellement chez autrui de la confusion, des blancs, une incapacité à réaliser des liaisons. Son lien thérapeutique est marqué par une extrême dépendance ; toute pitié, tout attendrissement de ma part, son thérapeute (conduisant, par exemple, à l'acceptation de changement d'horaires ou de modalités de paiement), se retournent contre le cadre et contre moi. Alors, il exprime des sentiments pessimistes, dénigrant notre travail commun. Par exemple, toutes les deux ou trois semaines, il se livre à des "évaluations" pour se plaindre de la longueur de sa maladie, de tel ou tel symptôme qui persiste... depuis la dernière séance.

Pourtant, sans ces aspects pervers, je ne crois pas que Jean-François ait pu se dégager du marasme psychotique dans lequel il se trouvait.

Je voudrais souligner l'effet de blanc éprouvé par moi durant la séance, le fait de ne pouvoir me soustraire à penser à lui pendant les jours *suivant* la séance, lors de mes vacances également : j'essayais d'y voir plus clair. Lui non plus ne s'arrête pas de penser à moi puisqu'il semble connaître ma vie dans le détail, mon œuvre (il sortira en séance des commentaires sur mes articles et essaiera de me soutirer des éclaircissements sur ce que j'ai écrit). Il saura, mieux que moi, qui de mes collègues cite mes travaux dans ses propres articles. Et il se fâchera plus que moi si quelqu'un ne me cite pas. Alors que moi j'ai pu "avoir le soin de le citer".

Quel effet produisait sa psyché sur la mienne, envahie par un mélange insaisissable de détachement agacé et de ruminations difficiles à reconnecter avec mes pensées théoriques ? J'ai eu fréquemment l'impression que quelque chose de déconnecté en lui cherchait à communiquer sans succès. Tout cela se compliquant par son incapacité à recevoir mon aide, car à l'approche de l'objet, il se sentait aussitôt pris au piège. C'est comme si Jean-François tentait de renverser l'effet de *son irreprésentable* en assommant l'autre. Il me fallait doser, de mon côté, dans mes interprétations, une réponse déterminée à ses manipulations, tout en accueillant sa confusion. Autrement dit, garder le cap de la protection du cadre et rester attentif à son irreprésentable.

Au cours d'une séance ultérieure, il évoque un rêve : "Je suis sur la moquette, je prends deux poissons rouges d'un bocal et les mets sur la moquette. Mais un chat arrive, un gros matou qui a dû entrer par la fenêtre. Je lui fais signe de partir de peur qu'il ne dévore les poissons. Les poissons s'arrêtent de bouger et je me dis «comme cela, ils ne seront pas morts»". Dans ce rêve, on voit son clivage fonctionner de façon appropriée avant que ne survienne la confusion mort-vie. Mais d'autres interprétations seraient aussi possibles, "faire le mort" pour ne pas être dévoré par le mauvais objet ; l'impuissance qui protège de la castration, etc. Il convient d'expliquer qu'à cette époque Jean-François est bien plus rasséréné et sûr de lui. Très hostile au père depuis son enfance, il redécouvre une relation à son maître de musique, très stimulante, vécue juste avant sa première crise.

Jean-François m'étonnera encore : il me rappellera des phrases que j'ai prononcées au cours de son traitement, certaines remontant à plusieurs années, des phrases selon lui réconfortantes : "Vous pouvez avoir le droit d'être père" ; "Maintenant plus personne n'est là pour vous cataloguer de malade, c'est vous le seul qui vous considérez comme tel".

Illustration 9 - Hannibal. Le double à martyriser

Hannibal est le frère cadet d'un patient psychotique infantile. La famille n'envisage pas la possibilité de son évolution tant que la science n'aura pas guéri son frère. A 15 ans, Hannibal se trouve à l'hôpital psychiatrique pour un état anxieux et dépressif peu clair. Quand je fais sa connaissance, quelques années plus tard, il paraît apathique, froid, sans vie. De longues séquences des séances se passent en silence, mais peu à peu il laisse entrevoir deux aspects révélateurs : une certaine capacité à amuser ses proches par des plaisanteries sarcastiques, et un intérêt pour l'art ; d'abord le cinéma qu'il fréquente assidûment (dont les scénarios vont remplir progressivement l'espace des séances), ensuite la peinture, de façon plus réfléchie, et dévoilant une certaine sensibilité. La reprise de la scolarité est envisagée. Mais voilà qu'un an et demi après, il devient susceptible, franchement persécuté et développe des thèmes racistes à l'encontre de ses connaissances. Ce garçon retenu à l'extrême se transforme en persécuteur des autres, il menace, sadise des faibles, d'autres malades, se transformant en une sorte de tyran cynique.

Quand il s'agit de critiquer, il apparaît plus intelligent qu'il ne le semble d'habitude, son sens de l'observation s'est "terriblement" aiguisé. Il tourne en dérision "les débiles", les psychiatres, ses parents chez lesquels il va remarquer en séance les faiblesses, les contradictions, les erreurs de jugement, l'incapacité à mener "harmonieusement une vie en commun", etc.

Pour ce qui concerne le voyeurisme de Jean-François, j'aurais tendance à le lier à son avidité : il veut connaître ma vie pour trouver un modèle d'existence. "Voir et savoir", disait aussi Joëlle (illustration 3)... Le sadisme agi d'Hannibal représente, à son tour, une manière de neutraliser l'excitation naissante envers l'objet. Il se comporte comme bien des schizoïdes qui vivent l'affect dans une insupportable souffrance : d'où son désir urgent de renverser le courant.

Illustration 10 - Ernestine. Trop de gloire fait mal

Dans la suite de ces présentations, il serait intéressant de parler d'*Ernestine*, qui n'est pas une patiente-limite mais plutôt une psychotique, et qui à l'instar d'autres cas émergeait de ses crises en adoptant des conduites perverses d'expression : a) *sexuelle* : masochisme, rapports à plusieurs ; b) *perverse de caractère* : manipulation, provocation, triomphe à travers la déchéance et le rejet social ; et c) *perverse-narcissique* : recherche de vénération au détriment du narcissisme des autres.

Comme pour Jean-François, la thérapie d'Ernestine s'est étalée dans le temps avec de longues périodes d'interruption. Elle arrêtait les séances en avançant ces arguments : "Maintenant, je vais bien, il ne faut pas que j'aille trop bien, sinon vous allez devenir trop fameux avec la réussite de mon cas. J'ai pas envie." "Si vous êtes le meilleur des thérapeutes, je ne pourrais pas devenir la meilleure de vos patientes. Je suis partie avec du retard."

Pour compléter cet éventail, j'aimerais parler de deux cas d'homosexualité auxquels la note de trouble-limite donne une certaine spécificité.

Illustration 11 - Pierre-André. L'élite

Pierre-André vécut une crise grave à l'adolescence, de perplexité, d'opposition et de dépression, qui a évolué à partir de ses 21 ans vers une homosexualité, que j'appellerai *dogmatique* par la façon dont il la vit et la présente. Il défend, en séance, son homosexualité comme s'il s'agissait d'une idée religieuse, dans un vécu d'idéalisation et de perfection.

Toute une séance fut animée par le rappel de grandes personnalités homosexuelles, artistes, écrivains, cuisiniers, couturiers. Il défend l'avantage de la double identité sexuelle possédant "quelque chose en plus", une autre sensibilité et une plus grande intuition, plus grande que celle des femmes. A d'autres reprises, ce fut la "supériorité" qui découlait de la "facilité" dans les contacts, dans la "drague" rapide, sans retenue, sans préjugés (par rapport aux hétérosexuels, bien entendu). Le patient ne m'épargne aucun détail "technique" dans le récit de ses rencontres, qu'il agrémente de considérations plus réfléchies du genre : "Vous voyez comment c'est varié avec un ami, les femmes ne disposent pas d'un organe aussi fantastique que le pénis, manipulable, flexible, qui change de volume, avec lequel on peut jouer... " J'avais l'impression qu'il voulait me suggérer : "Essayez, allez-y, cela vous fera du bien, c'est bon."

Suppose-t-il que je veux le convaincre de "réorienter" sa sexualité ? Son endoctrinement était-il une réponse à celui qu'il m'attribuait ? Mais dans les intentions qu'il me prêtait, je serais séduit par lui, et le séducteur d'un jeune garçon, "en *défendant*" une cause, celle de... l'hétérosexualité. Je trouve ce regain de sensitivité soupçonneuse assez éclairant quant au sens de son fonctionnement limite, prenant la direction d'un *refus du féminin* : il redoute de devenir "mon obligé" (cf. Freud, S., 1937), chose d'autant plus intéressante qu'il a une pratique d'homosexualité. A l'extrême, on dirait qu'il devint *homosexuel (agissant dans la réalité) pour éviter de se vivre symboliquement en position féminine par rapport à un (au) père.*

Je me demande aussi si le plaisir que Pierre-André tire de son homosexualité ne serait pas fondamentalement *idéologique*. Plus que la décharge ou le choix d'objet, c'est la participation à une idée grandiose et supérieure qui l'attire. Avec l'évolution de la relation transférentielle, il la confirme, l'améliore par des arguments de plus en plus "solides".

La thérapie devient un aiguisement provoqué de son sens critique. La relation de transfert, un champ de débat.

Cela irait dans le sens de l'impression que la perversion dessert une théorie, une croyance dogmatique ; qui est une question de vie ou de mort pour le patient : mettre en avant sa supériorité à travers un groupe d'appartenance pour parer à la chute. Sa théorie n'est pas le produit d'une réflexion solitaire comme chez le psychotique. En tant qu'objet emprisonné par son point de vue, je suis devenu comme l'enjeu de sa doctrine, celui qui l'attirait, celui qui lui donnait un sens, celui pour qui ou contre qui il devait la déployer, la perfectionner.

Un élément vital mérite particulièrement notre attention. Le père de Pierre-André meurt seul à la maison quand ce dernier a 6 ans : la mère et les enfants étaient partis en vacances. Seule, la mère rentre pour l'enterrement. Les enfants seront mis au courant plus tard. Est-ce pour cette raison que Pierre-André cherche le salut loin et ailleurs, dans les hauteurs d'un groupe social mythifié, comme pour rejoindre son père disparu "mystérieusement" pour l'enfant qu'il était ?

Comment monnayait-il son sentiment de culpabilité ? Quelques indices émergent de ce que j'ai connu de son histoire : phobie scolaire, sadisme envers les animaux, attitude tyrannique si la mère le laissait seul, scènes violentes si des étrangers venaient à la maison (où il restait donc plus ou moins cloîtré). Autrement dit, une ligne psychopathologique montre un puissant mouvement défensif contre le retour du refoulé de tout sentiment coupable, l'*éloignement* pouvant s'associer avec son départ en vacances lorsque le père est décédé.

Dans son *homosexualité*, on retrouve : 1) la recherche du pénis paternel qu'il voudrait ranimer, lui tout seul ; 2) la conviction de retrouvailles transcendantales, de là aussi la véhémence ; 3) l'évitement persécutif de rester à la merci du pénis.

Toutefois, nous devons nous prémunir contre une explication unilatérale de sa maladie qui verrait dans le complexe paternel la cause de tous les symptômes. Il faudrait différencier sa symptomatologie actuelle de celle apparue lors de l'adolescence, où la régression, l'isolement, l'état de confusion et d'angoisse montraient une désorganisation sévère.

La thérapie a décelé des craintes concernant le sentiment d'identité : à l'extérieur, il était privé de l'enveloppe matérielle de sa maison qui le rassurait habituellement face à la défaillance de sa propre enveloppe.

Illustration 12 - Edwige (suite et dénouement). Ceux qui travaillent et ceux qui prennent le raccourci

Les conduites perverses d'Edwige évoluent à l'adolescence sur le mode d'une consommation sexuelle frénétique et indifférenciée : inceste avec son frère et l'une de ses sœurs, homosexualité, puis prise d'alcool et de drogues dures. Son homosexualité prend un coup d'arrêt lorsqu'elle apprend que sa partenaire sexuelle sort en cachette avec un jeune garçon qu'elle aime. J'ai présenté plus haut mes premières conclusions sur cette analyse, notamment sur l'importance du secret paternel (illustration 6).

Je souhaiterais parler à présent de deux épisodes clés : le jour où elle fut découverte en train de voler dans un grand magasin et sa liaison avec un mafioso à 19 ans.

Edwige pense que le monde est trop injuste. Sa doctrine : le vol viendrait compenser les déséquilibres entre pauvres et riches. Elle a vécu longtemps dans la pauvreté. Maintenant qu'elle a pu évoluer, elle aide à sa façon les autres : elle fournit de faux-papiers aux étudiants en situation illégale, par exemple.

Lors d'une séance, elle fait le récit d'un "*cauchemar*" : la mère et son ami la poursuivent, ils veulent qu'elle leur "obéisse", qu'elle devienne "sage". Elle fuit parce qu'elle y voit une perte de liberté. Quand elle passe par la porte, les "deux autres" veulent passer en même temps et ils se font du mal... (Tel qu'il m'est arrivé de l'apprécier avec d'autres patients évoluant vers un fonctionnement plus névrotique, Edwige fait figurer en rêve une scène ressemblant à celle des films, un gag du genre "Le Gros et le Maigre".)

Au bout d'un moment, Edwige parvient à se débarrasser d'eux et arrive dans un quartier pauvre où l'on aperçoit des travestis qui se prostituent.

Ensuite, elle se présente devant le Ministre des Affaires Etrangères qui doit lui faire passer un examen. Mais le Ministre lui adresse aussitôt un reproche : "Comment ose-t-elle passer un examen alors qu'elle a commis un vol à la tire, et qu'elle travaille pour des trafiquants de drogue?"

Alors, Edwige se dit qu'il faut qu'elle fasse disparaître "ce type". Elle sort un pistolet d'alarme, va tirer mais, étant chargé d'eau, le pistolet éclabousse le Ministre. Apparaît alors un *travesti* qui, en fait, travaille dans le ministère, et veut la tuer. Elle s'échappe enfin sur une moto conduite par sa sœur.

Dans ses *associations*, elle se plaint de son destin futur : ayant été une droguée, elle n'a pas le droit de vivre et d'évoluer comme les autres. Je lui fais remarquer qu'il y a des différences de niveau entre les situations contrastées dont elle parle : étranger/autochtone, délinquant/non-délinquant, travesti/celui qui vit dans son identité sexuelle biologique. Tout cela, Edwige paraît le mettre sur un même plan.

Elle réplique en se lamentant sur le sort des pauvres types qui sont obligés de se travestir et de se prostituer simplement parce qu'ils sont pauvres ; puis sur celui des employées du ministère amenées à coucher avec les hauts-fonctionnaires, etc.

Vers la fin de la séance, Edwige me raconte l'épisode du vol : elle était avec un garçon sans papiers, ils chargent vingt disques de l'étalage mais sont attrapés à la porte. Au commissariat où elle est emmenée, elle ment ouvertement ; elle dit qu'elle comptait payer les disques à la sortie, mais ignorait que les caisses se trouvaient au premier étage. Les policiers ne la croient pas : son complice l'a accusée d'être l'instigatrice. L'histoire finit au Palais de Justice, un procès. La mère est désespérée.

Mais tout cela l'enferme dans ce passé, finit-elle par dire. Maintenant qu'elle veut changer, faire des études, elle se sent si "chargée".

A la séance suivante, Edwige revient sur quelques aspects du rêve. Elle aurait tué le Ministre. En fuyant, elle entre dans le tunnel sous la Gare Montparnasse, près de chez moi. Elle doit le prendre parce qu'elle n'a pas d'autre solution. C'est le seul tunnel qui ne dispose pas de caméras TV. (Entre les deux séances, le sentiment de persécution s'est probablement intensifié. Mais je reste un objet protecteur. Elle compte sur ma discrétion, elle peut m'expliquer sans peur ce qui est vrai et ce qui est faux. Pseudo-revolver, pseudo-femme.)

Elle parle abondamment de son emprisonnement. Des gens rencontrés et "injustement" traités ; des gens intéressants parfois, qu'elle n'aurait jamais connus autrement. Evoquant son ami qui l'a trahie, avec regret, le tenant pour responsable de sa condamnation, elle finit par justifier encore une fois le vol : puisqu'il n'y a pas assez de surveillance, il faut profiter... (Discours rationalisant auquel elle m'a habitué, autorisé, bien sûr, par le mensonge paternel. Le vol serait juste parce que d'autres enfants lui ont volé une partie de son identité de fille, une partie de son enfance, une partie de son père. Elle est sans pitié envers les traîtres aux règles du "milieu".)

Sa *théorie* : il y a ceux qui *travaillent* et ceux qui prennent le "*raccourci*".

En fait, partout, "la question que les gens se posent est celle de devenir", "d'être quelqu'un". Combien de fois a-t-elle entendu chez ses amis trafiquants des "topos" pareils : fascination pour le plaisir, pour l'argent facile.

Quand le film *Les Affranchis* sort sur les écrans parisiens, elle reçoit pratiquement un choc. Elle se souvient qu'à 20 ans elle a connu le milieu des trafiquants : ces personnages violents ont du plaisir à humilier. Ils peuvent tuer *simplement* parce qu'ils pensent se sentir rabaissés.

A l'époque, elle va habiter avec un ami qui disparaît sans payer la chambre. Le propriétaire lui réclame une forte somme. Mais elle le raconte partout, à l'un des chefs mafiosi qui, par menace et chantage contre le propriétaire, fait annuler sa dette. Quelle puissance est la sienne !

Elle a beaucoup vécu et très intensément jusqu'au début de son analyse... "en accéléré". Maintenant, sa vie est devenue calme, trop calme. Elle m'avoue alors qu'elle avait imaginé venir voir un analyste pour *trouver un alibi* au cas où elle serait prise en vendant de la drogue.

Or, finalement, c'est elle qui est tombée dans le piège, et "détruit" son monde ancien. La vie honnête peut lui paraître monotone, mais combien plus sereine.

A la suite de cette séance saisissante, elle se dit physiquement "complexée". Trop petite, elle aimerait se faire opérer pour prendre dix centimètres de plus (elle a rencontré un médecin des os qui fait ce genre d'opérations) : bref, elle est "fascinée par l'idée de reprendre tout à zéro".

A la différence d'Ernestine qui déborde d'excitation au contact initial avec la thérapie, Edwige devient très sage, puis elle se stabilise dans une liaison avec un homme plus âgé, relation certes fusionnelle mais protectrice pour elle. Seulement, voilà qu'elle éprouvera avec cet homme un sentiment inconnu jusqu'ici : la jalousie.

Je serais tenté de dire, avec ironie : raisonnablement, la crainte de la castration apporte une souffrance nouvelle.

3. *Le plus fragile et le plus solide*

Au-delà de la diversité de situations que ces six cas présentent, nous dégagerons quelques lignes.

L'apparition des défenses perverses est liée à ce que le patient possède de plus fragile et de plus solide.

Par rapport au plus *fragile*, parlons de son économie où des mouvements libidinaux ne parviennent pas à s'intriquer avec les pulsions destructrices et à s'orienter vers les objets : particules affolées dans un Moi, lui-même comme disloqué par le clivage et déserté de représentations.

Parlons aussi de l'appétit d'un *autre* puissant et inconsolable, tant la tâche la plus vitale reste celle de trouver un contenant fiable, ordonnateur, nourrissant de libido et de fantasmes. Manipuler, car on n'arrive pas à s'investir ; dénigrer, parce qu'on ne sait pas partager un idéal. Aussi bien l'excitation éprouvée que la souffrance doivent être reversées sur le monde. Mais l'objet excité ou martyrisé est déjà agent de mutation.

Fort de sa puissance manipulatrice, le patient peut sortir réconforté dans *son narcissisme*, le *renforcement du clivage* impliquant d'un côté une idéalisation de soi accrue, et de l'autre, la marginalisation plus nette de son noyau psychotique.

Par rapport à ce que le patient a de plus *solide*, la défense perverse offre la possibilité de préserver le Moi, d'éloigner la perplexité. C'est souvent le début d'une relation véritable à l'objet, l'esquisse d'un vécu de dépendance mature, assumée... par délégation.

La défense perverse permet un tant soit peu de se recharger d'amour à travers l'attitude aimante de l'autre, et de reconstituer ses engrammes préconscients à travers la capacité de liaison et de pensée de cet autre.

DESTINS DU SCEPTICISME

V

Le scepticisme dans le contre-transfert

Je me suis demandé s'il était intéressant de consacrer une partie de mes efforts à étudier plus en détail le scepticisme, étant donné que l'*incrédulité*, l'*incroyance*, qui est une des manifestations de la pensée chez le cynique, s'y exprime également. S'agit-il d'une analogie formelle, ou de fond ? J'ai apporté au début de cet ouvrage un principe de réponse à cette question, quand j'ai souligné le scepticisme dans l'attitude éthique des Cyniques anciens. Réserve face aux excès de l'idéalisation ? Réticence à l'entraînement illusoire de la passion ?

Il faut encore s'interroger sur le fait même que l'investissement d'objet s'imbibe couramment d'une parcelle d'illusion, preuve du tribut payé au lien le plus archaïque. Pour vivre, pour agir, pour entreprendre, il nous est vital d'ignorer, de maintenir en "hibernation" nos fantasmes et nos peurs.

Si le cynisme nous fascine quelque part, n'est-ce pas parce qu'il joue avec les pensées — il sait les agencer, les rendre convaincantes — et que le montage cognitif obtenu dispose à l'admiration ? "Qu'il parle si bien ce Monsieur distingué", s'exclame la fille, prête à livrer ce qu'elle s'est bien gardée de livrer à d'autres.

Le procès du cynisme est le procès du penser qui, tel la langue d'Esope, sert au meilleur et au pire, à découvrir la vérité ou à l'escamoter.

Dans ce chapitre, la première étape de notre parcours, nous allons analyser la survenue du scepticisme chez l'analyste lors de son travail, en essayant de distinguer le scepticisme comme régression, voire comme symptôme, de cet autre scepticisme, qui rejoint l'attitude du scientifique devant son objet de recherche. Il va de soi que ce sentiment contre-transférentiel apparaît subitement dans les deux cas et qu'il peut s'installer pour une période plus ou moins longue.

Nous aurons ainsi l'occasion de distinguer le scepticisme "régressif" du scepticisme "scientifique". Notre approche permettra de saisir leurs mécanismes de fonctionnement respectifs, ce qui rejoint un débat formidable par ses conséquences : comment nos idées et interprétations nous viennent-elles à l'esprit ? Y a-t-il nécessairement et toujours souffrance, doute ou incrédulité ?

Différent du pessimisme, sentiment plus intense et amer, qui ne retient que le mauvais côté des choses, le *scepticisme* est une vision du monde qui résiste, qui se refuse à croire et à s'emporter par la passion — incrédulité donc à l'égard des opinions des autres, de leurs valeurs, mais aussi incrédulité et doute à propos de la possibilité personnelle d'atteindre la vérité.

Le pessimiste est persuadé que cela ne va pas marcher ; le sceptique en doute. Le pessimiste a la certitude que le vice domine les hommes et qu'il triomphe toujours de la vertu ; le sceptique le craint. Là où le pessimiste se sent fort de sa vision, le sceptique n'a plus la force de croire. Le pessimiste est affirmé et convaincu, alors que le sceptique n'est convaincu de rien, même de ce qu'il avance. Le contraire du pessimiste est l'optimiste, celui du sceptique est le crédule, l'enthousiaste, le sûr mais aussi le dogmatique.

Le pessimisme se manifeste aussi dans le contre-transfert...

Je voudrais me consacrer aux différentes situations où l'analyste peut éprouver des sentiments sceptiques dans un retour du refoulé de son vécu infantile. Je n'ouvre pas ici le débat sur le sens général du contre-transfert, mais je préciserai que je me situe parmi les analystes qui pensent le contre-transfert comme naturel, incontournable, élément de travail et porte d'entrée pour la découverte de précieux indices sur l'inconscient du patient. (Cf. Eiguer, A., 1994 *a*.)

Je pense aussi qu'à partir du moment où il y a contre-transfert, la contribution de la psyché de l'analyste est évidente, même si l'on trouve que la part "projetée" du patient est importante dans certains cas. Le seul fait que "cela" prenne suffit à le prouver. L'aspect imprévisible du sentiment ou du fantasme contre-transférentiel nous intéresse d'autant plus qu'il peut signifier que l'analyste, n'ayant jamais éprouvé de tels vécus, est vraiment devant une situation inédite, vigoureusement érotisée, porteuse de nouveauté.

Quel désir de transfert est susceptible d'induire le plus facilement le scepticisme contre-transférentiel ? De la diversité de situations cliniques possibles, je retiens celle du patient lui-même sceptique et vivant l'objet comme l'invitant à une danse partagée : le nouveau lui paraît porteur de bonheur (qu'il ne veut pas), et de rupture très redoutée de la stéréotypie. Mais la répétition elle-même (à laquelle il demeure très accroché) est pour ce patient source d'érotisme comme succédané du rythme fécal. Croire et inspirer la croyance s'inscrit pour le patient dans la même optique redoutée de relâchement et de générosité dans le plaisir. Toute conviction, toute certitude seraient comme hypersaturées de particules narcissiques ; l'analyste lui semble trop attaché à ses idéaux.

1. *Scepticisme "régressif" dans le contre-transfert*

Voyons donc les sentiments sceptiques à l'œuvre, chez l'analyste, sous la forme la plus régressive. Plus loin, je m'occuperai de la deuxième : le scepticisme "scientifique" dans le contre-transfert. Il va de soi qu'il existe des passages entre ces deux formes et dans les deux sens. Pour mieux les contraster, mes exemples seront nécessairement schématiques.

1. L'analyste a subitement le doute que son patient ne s'en sortira jamais, il est trop malade, il a déjà fait plusieurs années d'analyse et il ne fait que répéter les mêmes histoires, les mêmes agirs.

2. L'analyste ne croit pas que le patient puisse ou pourra jamais "*associer*" parce qu'il a trop de pensées parasites, parce qu'il est trop rigide ou qu'il ne raconte que des faits, parce qu'il a une pensée concrète, qu'il "mal entend" les interprétations, qu'il est réfractaire aux symboles analytiques ou qu'il ne se fie pas à ses images ne faisant pas, de toute façon, partie de son univers !

3. L'analyste voit son patient comme *trop impulsif*, qu'il passe sans arrêt à l'acte avec lui comme avec tout le monde, et qu'il ne trouve pas d'autre solution que d'évacuer ses fantasmes ou en recourant à la drogue, à l'alcool ou à des équivalents pervers pour se réconforter dans un auto-érotisme (la seule chose qui l'intéresse) : il "n'en a rien à faire" de se recueillir sur un divan. L'analyste estime ici que le patient n'a pas constitué un préconscient, il n'a jamais senti l'appel du Surmoi, autrement dit il ne s'est jamais vécu coupable de rien. (On notera ici que le scepticisme contre-transférentiel peut répondre à l'inoculation transférentielle venant d'un patient cynique.)

4. L'analyste est découragé parce qu'il n'arrive pas à se faire entendre avec ses interprétations.

5. L'analyste découvre que son patient est *insensible*, une roche froide qu'il vaut mieux ne pas trop bousculer de crainte qu'une psychose latente n'éclate.

6. Le scepticisme peut concerner des situations ponctuelles également : une interprétation que l'on n'ose pas formuler parce qu'on la suppose inutile, un rêve que l'on n'a pas réussi à comprendre malgré son intérêt peut déclencher le désarroi et faire présager de l'incompréhension.

7. Le patient a fait des progrès, mais l'analyste ne croit pas que cela soit dû à l'analyse, mais à des circonstances fortuites, "de toutes les façons cela ne va pas durer..." Une autre situation : cure longtemps difficile, un patient change, investit de nouvelles activités, relations, un partenaire. L'analyste est satisfait, se contente des résultats mais préfère mettre fin à la cure "pour ne pas trop remuer l'inconscient". Cette attitude prudente, justifiée assurément, ne s'étaye-t-elle pas sur un sentiment sceptique ?

8. Les cas présentés précédemment évoquent le scepticisme apparaissant après un certain temps de cure. Une analyse peut aussi commencer sous le signe du scepticisme : espoir très mitigé dans le succès, etc...

9. Il convient d'ajouter à cet ensemble, les déceptions à propos de tel ou tel point de la théorie ou de la technique, éveillés le cas échéant par la(les) cure(s).

2. *La peur de la délivrance*

Dans toutes ces situations, nous repérons l'importance du contre-investissement, le savoir prenant une part active dans l'élan d'étourdir l'investissement passionné du cas : l'analyste se refuse à l'illusion, avec ce qu'elle fait craindre de confusion des limites, d'identifications massives, de satisfactions interdites. Par le scepticisme, il met un frein à la marche en commun, désormais leurs chemins se sépareront forcément (cf. Towne, J.-E., 1920). La prudence, l'hésitation, la maîtrise qui accompagnent le scepticisme "régressif" révèlent sa nature anale, la sphère mentale étant son domaine préféré. Ainsi, le scepticisme désire étouffer l'émotion à la racine : parce qu'incertaine, anarchique, compromettante ; elle pousse à croire, car celui qui aime croit, et il peut s'y perdre, le cas extrême étant celui du mystique qui se vit pénétré par l'amour divin. Pour autant que l'angoisse soit mise à jour, elle se révélera très différente selon les cas : a) *la persécution* réelle ou imaginaire devant tel ou tel aspect envahissant du transfert ; b) *la séparation* (voir à ce titre le scepticisme en fin de cure) ; c) *la séduction* face à laquelle l'analyste serait si peu armé, car toute cure nage dans un climat de séduction (nous sommes des séduits invétérés par "la chose freudienne", die Sache, et de ses mystères et de ses potentialités mutatives) ; d) *la castration*, enfin, le scepticisme contre-transférentiel la devance, prenant une allure d'intelligibilité.

Mais le savoir est ici lieu autonome, autarcie, qui perd le contact avec le conflit inconscient ; il est machine entraînée frénétiquement par sa propre allure.

Disons-le, le fait de devenir analyste peut nous servir, ne fut-ce que pour certains d'entre nous et au contact de certains cas, comme repaire défensif contre la castration ou, si l'on veut, pour nous en "guérir" (j'y reviendrai).

L'avenir est ce que nous contrôlons le moins ; l'incertitude, intolérable ici narcissiquement, appelle à une croyance paradoxalement bâtie autour d'une incrédulité, variante de la négation "Comment ? je ne l'ai pas prévu" transformée en "Je prévois que non, que cela ne va pas marcher". "Je n'y crois pas."

3. *Scepticisme scientifique*

Une fois évoquée la forme extrême de scepticisme contre-transférentiel, j'aborde la deuxième forme, celle de l'analyste "scientifiquement" sceptique. J'aimerais aussitôt préciser que je ne parle pas d'attitude générale ou du métier de l'analyste : le contre-transfert est un vécu surprenant, voire gênant, qui prend ses racines dans la vie inconsciente et dans le conflit infantile de l'analyste. Le scepticisme contre-transférentiel est, sous cette forme, une ouverture en puissance à la résolution d'un problème ; *un appel*, auquel contribue certainement le désir inconscient du patient, *pour le renouvellement de l'écoute, pour un changement dans la stratégie interprétative.* Cela pour ce qui concerne les conséquences... mais, auparavant, un dur et long parcours d'élaboration sera sollicité de l'analyste. L'un des caractères de cette deuxième forme de scepticisme est la *souplesse* ; une autre, l'absence d'accablement comme dans le scepticisme "régressif" ; il n'étouffe pas les potentialités de la pensée.

Souvenons-nous du Scepticisme philosophique, dont la longue histoire commence en Grèce avec Pyrrhon. Le Sceptique (littéralement, celui qui examine) postule qu'il est impossible d'atteindre une vérité générale de caractère spéculatif. Conduit à *suspendre son jugement*, il finit par renoncer au savoir, compte tenu des "contradictions" des connaissances particulières. Rien n'est digne de crédibilité. Le Sceptique ne se décidera ni pour ni contre. Cette attitude peut se révéler moins extravagante, si nous nous rappelons que nous demandons à l'analysant de "suspendre le contrôle et la critique" qu'il serait tenté d'exercer sur ses associations. On ne saurait saisir toute l'importance de la révolution que l'analyse effectue à l'intérieur de la pensée humaine si l'on oublie les principes que le Scepticisme défendait, à son heure, en Grèce ancienne, dans son combat contre la tendance naturelle de la raison à s'imposer. Le Sceptique relativisait la nécessité de donner un avis sur le monde et les choses, ainsi que l'analyste s'abstient de faire savoir son point de vue moral au patient, et même il ne le prend pas en considération dans sa réflexion sur le cas. Au chapitre suivant, je reprends cette question quand je m'interroge sur l'utilité d'avoir un avis.

A la différence du Scepticisme antique, qui nie la "validité de nos connaissances touchant le monde extérieur" (Legrand G., 1972), le Scepticisme moderne souligne l'impossibilité de la métaphysique et "il conclut à la nécessité de se limiter à la connaissance du monde matériel".

Le Scepticisme philosophico-scientifique eut ses fondateurs français en Montaigne (1533-1592), R. Descartes (1596-1650), les Encyclopédistes ; et britanniques en F. Bacon (1560-1626), J. Locke (1632-1704), G. Berkeley (1684-1753), D. Hume (1711-1776), ce dernier atteignant un degré extrême de rigueur. Si pour Berkeley, nous ne sommes certains que de notre pensée (car les qualités du monde matériel existent uniquement parce que les perceptions sont évaluées par notre esprit, puis jugées et associées entre elles à des causes), pour Hume, même les connaissances sont mises en doute. Il arrive à cette conclusion en s'attaquant aux concepts fondamentaux de causalité et d'identité. *La causalité* ? Les répétitions et les enchaînements entre les phénomènes créent des liens (des conjonctions) dans l'esprit que nous avons coutume de penser en termes de causes et d'effets, mais cela est simplement la conséquence d'une *habitude*. Pas plus. *L'identité* ? "Un objet défini par un nom (par exemple, l'or) ne serait que la somme de ses qualités perçues : couleur, densité, malléabilité" (Legrand, G., 1972).

La trouvaille de Hume concernant l'identité nous intéresse pour l'étude de la représentation, du symbole et du signe linguistiques que l'on pense aujourd'hui comme n'étant pas la chose, mais une attribution de notre psyché tout en en *étant leur condition* (cf. Jones sur le symbolisme). Et qu'un mot ne ressemble pas à la chose, donc qu'il soit arbitraire, cela permet la liberté enrichissante de notre esprit (le mot "or" laisse toute la place à la métaphore, à la dénotation, au symbole à propos de l'or). Green nous rappelle qu'"un langage qui ressemblerait à la réalité serait un langage clos, limité et sans intérêt. L'arbitraire du signe est un élément essentiel du développement de la pensée [...]. Lorsque nous avons affaire à un système proche de l'idéogramme, nous sommes dans une pensée qu'on appelle idéographique (Bion) ou pictographique (P. Aulagnier) qui est une pensée évocatrice de celle rencontrée dans la psychose" (Green, A., 1990, p. 1536).

Par sa radicalité, le Scepticisme de Hume le conduit tout de même à une impasse désespérée "de doute et d'ignorance". "Puis-je être sûr qu'en abandonnant toutes les opinions établies je sois en train de poursuivre la vérité ? Et quel critère me permettra de la distinguer ? [...] Après le plus soigneux et le plus précis de mes raisonnements [...] je ne sens rien d'autre qu'une forte tendance à considérer fortement les objets sous le jour où ils m'apparaissent. [...] Je me trouve enveloppé de l'obscurité la plus profonde." Dans son article de l'*Encyclopedia Universalis*, F. Alquié (1968) souligne : "Mais le désespoir de Hume demeure philosophique. Nous sommes au XVIIIe siècle, et un optimisme naturaliste, qui n'est pas de l'ordre de la pensée rationnelle, mais qui repose sur le sentiment, vient vite à notre secours. Hume ajoute en effet (*Traité de la nature humaine*) : "Très heureusement, il se produit que, puisque la raison est incapable de chasser ces nuages, la nature elle-même suffit à y parvenir : elle me guérit de cette mélancolie philosophique et de ce délire, soit par relâchement de la tendance de l'esprit, soit par quelque divertissement et par une vive impression sensible qui efface toutes ces chimères. Je dîne, je joue au tric-trac, je parle et me réjouis avec mes amis." Nous sommes ici, ajoute F. Alquié, à l'opposé de la notion de Sagesse. Ce n'est pas, comme chez tous les philosophes classiques, la raison qui nous console et nous permet de vivre. C'est la vie qui nous délivre du désespoir passager où nous a plongés l'exercice philosophique de la raison."

Cette critique du raisonnement aboutit aussi bien à la critique de l'idée de Dieu qu'à l'exigence d'une méthode pour les sciences, donc à la nécessité de l'épreuve expérimentale, de sa validation et de sa vérification.

La transition entre le Scepticisme ancien et le Scepticisme moderne, aux conséquences si retentissantes, a été réalisée par R. Descartes, salué dans son temps par les Empiristes. Ce fut la fameuse *méthode* qui proposa le *doute méthodique* en échange du *doute sceptique* (ce dernier arrive à la conclusion qu'il est impossible de se décider pour ou contre). Dans sa forme radicale, "hyperbolique", que nous retrouverons à l'œuvre plus loin dans le contre-transfert de W. Bion, Descartes, n'étant pas moins sceptique à sa manière, "traite ce qui est douteux comme certainement faux, et ce qui est quelquefois trompeur comme l'étant toujours, puis [il essaie de] voir ce qui subsiste après cette "mise en doute." [...] Le doute hyperbolique ayant été pratiqué une fois, il suffit (en raison de la généralité extrême accordée au doute) à Descartes pour sortir de tout doute, et ensuite d'"établir une certitude"" (Legrand G., 1972, p. 162). (Entre crochets, mes commentaires.)

Dans "Les résistances contre la psychanalyse", Freud nous avertit toutefois de certains risques que nous fait encourir la rigueur scientifique. "Pour ne pas se laisser trop leurrer, elle [la science] fait bien de s'armer de scepticisme, de ne rien admettre de nouveau qui n'ait pas subi un examen sévère. Il arrive cependant que ce scepticisme révèle deux caractères insoupçonnés. Il s'oppose âprement à ce qui se présente de nouveau, tandis qu'il épargne respectueusement ce qui déjà est connu et cru et il se contente de rejeter sans même avoir examiné. Mais il se révèle alors être la continuation de cette réaction primitive contre le nouveau, être une couverture permettant le maintien de celle-ci. On sait universellement avec quelle fréquence dans l'histoire de la recherche scientifique des innovations ont été accueillies par une résistance intense et obstinée, alors que la suite a montré que cette résistance avait tort et que la nouveauté était pleine de valeur et significative." Freud se réfère évidemment à l'accueil de la psychanalyse. Adopter un esprit sceptique, semble-t-il nous rappeler, ne signifiera pas seulement être prêt à l'examen critique d'une hypothèse, mais exprimer des doutes sur toute idée évidente, voire reconnue par la science. Nous y voyons à l'œuvre le scepticisme du génie créateur.

Par ailleurs, l'analyse se rangeant parmi les sciences, fait usage de la mise à l'épreuve, au moins dans un domaine important de sa pratique, comme cela a été souligné par I. Stengers (1989). Elle rappelle en effet que, pour Lavoisier, le fait expérimental consiste à reproduire dans la stabilité du laboratoire les phénomènes découverts dans la nature, confirmant ainsi les hypothèses causales. La *névrose de transfert* recrée artificiellement — l'expression est de Freud — la névrose du patient en mettant en œuvre les mêmes mécanismes dynamiques qui la déterminent. En plus, elle donne l'occasion au patient de se débarrasser de sa névrose (cf. Lutenberg J., 1989).

Toute scandaleuse qu'elle paraisse, l'analyse ne s'en remet pas moins entre les mains de la tradition scientifique, bien qu'il faille se demander si la répétition exacte d'un fait historique dans le présent soit possible, et si la situation de la névrose de transfert n'inclut pas des nouveautés, complication à laquelle il convient d'ajouter celle de la *névrose de contre-transfert,* néo-laboratoire dans le laboratoire de la cure. A ce titre, Freud semble avoir formulé avant l'heure la critique du déterminisme réalisée par les *néo-positivistes* : le sujet observant l'expérience fait partie du champ le modifiant. Et le contre-transfert n'est pas tant une variable gênante à exclure qu'une variable grossissante et rendant plus intelligibles les données initiales.

4. *Le contre-transfert sceptique et la conception de nouvelles idées*

Dans son travail d'analyste, Freud a vécu bon nombre de moments de scepticisme contre-transférentiel, autant d'exemples de cette forme de Scepticisme scientifique ; Freud semble souffrir à cause de ses difficultés thérapeutiques, il a de la peine de ne pas avoir réussi à changer son patient ; il va jusqu'à douter de sa technique et de ses dons professionnels. D'après ce que nous laissent entrevoir son œuvre et sa correspondance, ces moments sont suivis d'une longue période de recueillement auto-analytique qui lui permet de rebondir avec de nouvelles conclusions et découvertes. Il n'y avait pour lui rien de mieux que les écueils pour le mettre au défi et le stimuler (cf. Bourdier P., 1970).

Nous y voyons la distinction entre les contre-transferts sceptiques "scientifique" et "régressif", ce dernier dégageant un sentiment d'*amertume*, prédisposant à la *causticité* et au *sarcasme*. Dans les deux cas, le narcissisme est piqué au vif, mais dans la forme "scientifique", le scepticisme est au service de la pulsion de vie et de la relation d'objet : il s'agit de résoudre *la désillusion* que l'analyste semble partager avec son patient, voire de l'assumer plus ou moins tout seul. Il n'y est pas tellement question d'amertume, cette dernière nous parle d'incorporation sans élaboration du mauvais objet corrosif qui mène son action délétère depuis l'intérieur.

Dans le scepticisme "scientifique", en revanche, l'incursion dans la position dépressive serait plus nette, la préoccupation pour l'autre témoignant du vécu d'être *concerné* par son destin. Ce scepticisme s'organise comme couverture rationnelle de l'impasse et prépare son dénouement. Ce qui peut désappointer l'analyste est l'impression suivante : ce qu'il a cru "bon" ne l'était pas. S'il a voulu trop bien faire, sera-t-il en condition d'y voir son sadisme refoulé ? Il le saisira éventuellement dans un deuxième moment.

Qu'est-ce qu'il se passerait si la pensée, par nature auto-suffisante et irrévérencieuse, était livrée à elle-même ? Elle se laisserait probablement imprégner par les processus primaires, l'identité de perception créerait de fausses relations, ou l'annulerait par des tautologies ; elle perdrait aussi les tensions surgissant des ordres séquentiels et rythmiques. L'incrédulité régule, impose une discipline, rappelle l'intérêt de la déduction, tout en évitant l'humeur maussade des déceptions.

Dans *Analyse avec fin et analyse sans fin* (p. 236-237), texte largement baigné de scepticisme, Freud cite ce patient (Ferenczi, probablement) qui lui a fait le reproche de ne pas lui avoir interprété, à son heure, le transfert négatif, ce qui aurait fait l'économie de bien des difficultés. Freud se défend, invoquant ne rien avoir noté à l'époque de cette analyse. Il aurait fallu, afin d'interpréter le transfert négatif, avoir recours à une "action, au sens réel, inamicale".

Mais Freud fait ressortir son scepticisme lorsqu'il objecte les "optimistes" qui estiment possible de résoudre "un conflit pulsionnel définitivement et pour toujours", "que l'on peut réussir à vacciner, pour ainsi dire, un homme pendant qu'on le traite pour un conflit pulsionnel donné, contre toutes les possibilités de conflit de cette sorte" et qu'il est sage et possible de réveiller pendant la cure un conflit pathogène "qui ne se traduit actuellement par aucun indice..."

Si Freud ne se laisse pas non plus aller au pessimisme, il admet les limites des cures, ce qui lui donne l'occasion de réfléchir sur les refoulements après-coup "invaincus" et sur l'insuccès à vouloir les transformer "par des maîtrises fiables et conformes au Moi". Le fonctionnement psychique s'est avéré bien plus complexe qu'il ne le pensait : *le facteur quantitatif* des pulsions se manifeste même après que l'analyse ait permis au Moi de mûrir ; ce dernier ne parvient pas à trouver une solution aux nouveaux assauts de celles-ci.

C'est comme si la résolution des conflits repérés en premier lieu réveillait d'autres conflits insoupçonnés auparavant. Certes, le Moi s'est revigoré, mais je me demande si Freud ne pense pas que l'analyse, bien qu'apportant le plus grand bénéfice au patient, ne lui enlève pas quelques atouts, l'ancienne névrose lui servant de protection contre certaines variantes conflictuelles (notamment sous forme de contre-investissement et d'inhibition).

En appliquant sa méthode hypothético-déductive habituelle, c'est-à-dire par la proposition de réponses différentes allant dans le sens de l'hypothèse et dans le sens contraire, propositions qu'il analyse successivement, Freud aborde la question de l'*opportunité* d'interpréter un conflit qui ne produit pas ses effets au présent. Il conclut finalement par la négative : cela s'avérerait trop risqué ou laisserait indifférent le patient. Autrement dit, Freud s'exprime en bon sceptique : cela ne servirait à rien.

Parlant de ces patients qui n'avancent pas en analyse faute de pouvoir se détacher des investissements anciens afin d'en investir de nouveaux, Freud propose l'idée causale de la viscosité de la libido. Mais devant ces autres patients qui, à l'inverse, manifestent une très grande et précoce capacité au changement d'investissement, Freud nous demande d'y prendre garde, de ne pas trop nous réjouir : ces patients font des investissements éphémères ; les succès thérapeutiques sont chez eux rapidement effacés. Dans toutes les situations, imbibé d'esprit sceptique, Freud prêche la prudence, l'abstinence interprétative ; il se méfie du trop grand progrès, comme il se plaint des difficultés accrues rencontrées. Il vaut mieux ne rien attendre de la nature humaine, afin qu'elle facilite notre tâche. Evitons la complicité enivrante des résultats rapides ; *restons passifs*, gardons la sérénité, semble nous recommander le Sage de quatre-vingt-ans, dans un langage évocateur des accents d'un Socrate.

5. *Ascèse bionienne*

En introduisant le vecteur (lien) *de la connaissance* comme mobile et fonction de l'appareil psychique, Bion dépasse les limites des *affects* (amour et haine), au plus près de la sphère somatique, afin de nous lancer le défi d'une analyse à hauteur de l'humain. La psyché veut accéder au savoir ; elle palpite en se passionnant, ou en trichant, pour alimenter sa vision du monde, pour classer, pour déduire ou pour construire une théorie. Il apparaît précieux à la psyché, voire vital, de calmer son ignorance. Ce n'est pas seulement que l'analyste est un passionné de la vérité, mais toute psyché est construite d'après les principes de fonctionnement du savoir scientifique, ces mêmes principes que la méthode des sciences a façonnés en vingt-cinq siècles. La "croissance psychique" ou la "fonction psychanalytique du psychisme", ce sont des concepts qui s'inspirent de l'esprit de ces principes, quand ils ne le reproduisent pas. La maladie n'est qu'une aberration mystificatrice, une série de mensonges bâtis pour ne pas céder à la douleur de la vérité. Il apparaît, en conséquence, que la cure d'après Bion, comme en témoignent les analyses restituées dans son œuvre, est fortement marquée par les deux tendances que voici :

1. L'analyste œuvre pour que le patient adopte l'enseigne du scientifique : amour de la vérité, abandon du fanatisme, critique.
2. L'analyste dans son contre-transfert voit émerger les angoisses de l'inconnu, de l'incertitude, quand il ne les assume pas lui-même en se méfiant des apparences ou de ce chant de sirène qui le désignerait comme un démiurge. Sa démarche tend vers O, l'inconnaissable du noyau psychotique du patient, qui restera, tout de même, à jamais inaccessible.

Les Sceptiques anciens avaient proposé la suspension du jugement, Bion prône la suspension de la mémoire, du désir, même de la compréhension, ce qui va provoquer chez l'analyste en séance une régression qui le met en situation de "réel danger" (Bion, 1970), tout cela afin de se placer dans les meilleures dispositions d'atteindre O, (Bion se garde de dire "l'analyste sans pensée"). Il ne reste à l'analyste que la *foi*: l'espoir de parvenir à la vérité. Cette démarche devient pour lui "un acte conscient, délibéré et discipliné, une ascèse en un mot", à travers laquelle il se lie au groupe social par une "conjonction constante", semblable à celle du *processus symbolique* qui relie le symbole à ce qu'il symbolise, en insérant l'être dans son monde (Bléandonu, G., 1990, p. 190-191)[1].

Pour illustrer mon idée, je transcris un paragraphe de "La grille" (1971), que je propose de lire d'après le point de vue selon lequel *l'esprit sceptique anime le contre-transfert de Bion* (1971, p. 222 et suivantes). Parlant du début d'une analyse, Bion écrit : Le patient "s'étendit sur le divan, et il se tut. J'attendis et au bout de quelques minutes, je lui demandai à quoi il pensait. Il ne répondit pas. Le silence se prolongeant, [...] en fait il n'était pas silencieux, il bégayait. Bien sûr, [...] ; il m'avait dit qu'il bégayait parfois si fortement que pendant un certain temps il ne pouvait plus rien dire. Je l'écoutai alors attentivement [...]. Il respirait profondément, marquait une pause, expirait, puis recommençait [...] Je ne voyais pas quoi faire de cela. Au bout de quelques instants, il redevint tout à fait silencieux. Au bout d'un moment, je compris que j'avais écouté dans l'espoir qu'il parlerait, mais que je n'avais pas écouté ce que j'aurais pu entendre. Mon impression tout d'abord fut qu'il poussait comme s'il voulait déféquer. Il tomba à nouveau dans le silence. Cette fois le silence fut interrompu par un bruit de déglutition, presque comme un haut-le-cœur. J'attirai son attention sur tout cela et dis que, si je faisais abstraction de tout excepté des bruits, ceux-ci pouvaient témoigner d'une activité aux deux extrémités de son canal alimentaire. Il acquiesça verbalement, mais comme si le "bégaiement" persistait [...] expira avec force : "Ha, ha, seulement, ha... un problème... ha... ha... dans... fff...fff..." Je dis qu'il semblait faire un commentaire sarcastique à la fois sur ce qui se passait — son "bégaiement" — et sur mon interprétation. Il dit alors, après un essai de voix mais non de ses lèvres : "Je crois que vous avez

---

1. Winnicott, à sa manière, postule semblablement que l'analyste reste attentif à l'écoute du vrai Self ; celui-ci "n'attend" que reconnaissance tout en demeurant inconnaissable à tout jamais.

raison." La peur d'une nouvelle difficulté le fit parler précipitamment, il s'arrêta vite, comme épuisé, et garda le silence. [...] Le plus frappant de l'épisode fut que je découvris à quel point *je commençais à sentir l'inutilité et l'exaspération d'être là*, à attendre qu'un homme me dise ce qu'il voulait alors qu'il ne parlait pas du tout. Ce fut presque aussitôt suivi de mon étonnement devant son incapacité de parler — et devant la gravité de son bégaiement. Je n'en fus pas plus savant et je ne trouvais toujours pas une de ces interprétations qui sont suivies d'effets, comme le sont en général les bonnes interprétations. [...] [Et voici le credo de Bion] : Le danger n'est pas qu'une interprétation connue en psychanalyse ne le soit pas du psychanalyste surchargé, mais que celui-ci, distrait par ce qu'il croit être la découverte d'une nouvelle théorie générale, ne puisse pas *observer les faits*. Bien que depuis des années je me sois attaché à pratiquer l'analyse, plutôt qu'à en parler, je suis toujours surpris de voir à quel point j'échoue dans cette entreprise apparemment simple et pourtant gratifiante. En fait j'ai mis beaucoup de temps à me convaincre de la nécessité de me dépouiller de la mémoire et du désir, et plus de temps encore à me rendre compte des mauvais effets que pouvait avoir sur l'observation le besoin de comprendre, [qui est un] exemple de *l'intrusion du désir* [...]." Plus que de manier la masse d'informations, l'analyste a besoin de tolérer les oscillations de son psychisme, il doit s'armer de *patience* pour affronter la position schizo-paranoïde, de *sécurité*, pour affronter la position dépressive.

Bion reconnaît ensuite son soulagement — accompagné parfois de culpabilité — lorsqu'il s'est résolu à ne pas se laisser distraire par "les faits" que, de toutes les façons, il ignorait concernant son patient, mais qu'il supposait connaître. Combien de fois avait-il été surpris de voir que ses efforts pour clarifier l'expérience "conduisaient à l'éclosion d'une idée qui paraissait brillante d'abord, puis qui s'avérait parfaitement vaine dans la pratique. J'en étais d'abord choqué et je voulais forcer les faits à concorder avec mes intuitions. Rompre ainsi avec mes propres règles fut toujours un échec et [cela] contribuait à me donner le sentiment d'une fraude. Renoncer à ces enfants de mon esprit me demandait du courage et de la peine. Ma résolution fut pourtant renforcée par la découverte que l'idée brillante ressemblait au rêve lorsqu'il apparaît pour disparaître [...]". Le refoulement de l'idée n'étant que passager, elle réapparaissait "brusquement et aussi complètement, sous réserve", s'explique Bion, "qu'une pleine attention accordée à l'analysant agirait comme un déclic..." Et Bion conclut avec ironie : "*Néanmoins c'est une triste chose que de devoir abandonner ses idées brillantes avant même d'avoir le temps de découvrir jusqu'à quel point elles l'étaient.*" (C'est moi qui souligne et ajoute mes propres commentaires entre crochets.)

6. *Une remise en question radicale*

L'efflorescence des idées qui suit le scepticisme contre-transférentiel "scientifique" contraste avec l'inhibition liée à l'autre forme de contre-transfert sceptique que nous avons dénommé "régressif". Cependant, le scepticisme "scientifique" peut conduire jusqu'au sentiment "d'être en trop", lors de l'interrogation de l'analyste sur la valeur de son travail, ceci se produisant, précisément, avec ces cas d'analyse que l'on "conduira à bon terme". J.-B. Pontalis (1990) l'a admirablement pressenti : "Une analyse n'est opérante", souligne l'auteur (p. 89), "que si l'analyste consent à *se défaire de soi* : par quoi il convient d'entendre non seulement les images qu'il peut avoir et vouloir donner de sa personne, les certitudes que peuvent lui donner son savoir, son savoir-faire et la petite théorie portative qu'il s'est fabriquée, mais aussi plus radicalement, ce qui s'est peu à peu constitué comme "soi-analyste". Peut-être, n'opère-t-on une analyse que si on est parvenu à guérir du désir affirmé d'être analyste. [...] Une analyse ne trouve son efficacité que si elle fait vaciller les repères, modifie le régime de pensée et, osons le mot, l'être de l'analyste."

Les raisons d'une telle remise en question nous resteront obscures tant que nous nous refuserons à nous demander *le sens* du troisième métier impossible. Je préfère, quant à moi, l'aborder sous forme de questions :

1. Quelle est la part de désir d'emprise dans le choix d'être analyste ?

2. Est-ce que son besoin de réparation, motivation des plus louables, va représenter un avantage pour son patient ? Est-ce que celui-ci lui demande en fin de compte de réparer quelque chose, et si oui, dans quel sens ?[2]

---

2. On me rappellera que M. Klein (1937) a établi la différence entre la pseudo-réparation "maniaque" et la réparation "authentique", la première,

3. Si toute activité professionnelle comporte un aspect de sublimation, et étant donné que la sublimation travaille à partir de pulsions partielles perverses, de quelle sublimation s'agit-il quant au métier d'analyste ? Plus précisément, cette sublimation ne fait-elle pas l'économie de l'acceptation de la castration ?

4. Est-ce pour ces raisons que l'analyste vivra de tels bouleversements lors de chaque cure, pour perlaborer, éventuellement, ce que le métier d'analyste l'eût conduit à court-circuiter ?

Sur la scène analytique, il n'y aurait pas qu'un analyste et son patient, mais également un analyste redécouvrant les virtualités de sa propre analyse, donc patient lui aussi. Et peut-être que l'aboutissement d'une cure passera chez l'analyste par la guérison de son scepticisme.

Illustration 13 - Delphine. Le père à toutes les enseignes

Pendant la période initiale de l'analyse de Delphine (25 ans, enseignante, phobies diverses, entre autres des oiseaux et des papillons), je me suis senti constamment agacé devant les attaques répétées contre son père, dans une position revendicative et projective. Séance après séance, cet homme était là, omniprésent, menaçant, m'empêchant de faire quelque chose d'autre que de passer par lui. Même si les séances commençaient par des associations portant sur d'autres domaines, sur le passé de Delphine ou sur ses rêves, elles finissaient régulièrement par la même *plaidoirie* contre le père, qui reprochait à Delphine son calme, sa passivité, son goût des sucreries, ses difficultés scolaires, ses amitiés d'adolescente, ses demandes de sorties ou d'argent. Il avait été "étouffant", "envahissant", "égocentrique" et "pusillanime" à la fois. Il voulait tout savoir et tout voir avec son regard froid et sévère. Mais il ne supportait surtout pas les échecs de ses trois enfants : il finissait par leur en faire porter la responsabilité. Son "jeu préféré" aurait été la culpabilisation, c'est là qu'il pouvait leur faire très peur.

Ma seule consolation du moment était d'imaginer que le jour où l'analyse prendrait sa vitesse de croisière, elle parlerait moins

---

rigide, servant le narcissisme du sujet, la deuxième celui de l'autre, donc capable de s'accommoder des besoins de cet autre. Cet éclaircissement ne fait toutefois qu'accentuer l'intérêt de ma question.

fréquemment du père et sur un autre ton. Seulement, ce jour tardait à venir. Tantôt se montrant abusée, dépréciée, tantôt adoptant une position arrogante, voire méprisante à son encontre, elle semblait fonctionner *en fusion* avec lui, le sado-masochisme entretenant leur omnipotence. Cette omniprésence dans le discours en pouvait être l'indice. De temps à autre, elle se plaignait d'avoir été négligée par lui, sous une coloration génitale, mais les projections reprenaient rapidement le dessus : elle le traitait alors d'hypocrite, de traître, de profiteur.

J'avais comme un désir curieux d'exclusion du père, de nature semblable à celui qu'elle imaginait chez lui envers elle. Delphine prenait la séance comme cadre d'un procès, afin d'éviter son bannissement. Elle cherchait à être blanchie de toute faute. Moi, je devais rester confiné au rôle de témoin ou de juge, sous peine d'être rejeté à mon tour. Père et fille étaient unis par la haine et par le rejet, ma seule liberté était d'adhérer à "l'avis" de la fille.

Mon impatience de voir ce père "s'effacer" dans le discours m'empêcha de saisir d'autres contours du transfert : son père pouvait bien être "moi" et pas seulement une statue encombrante s'interposant entre nous deux. En fait, son angoisse princeps était réveillée par le travail analytique, sa crainte massivement projetée sur moi et sur ce que ses associations pouvaient laisser transparaître, ceci avec d'autant plus de violence que ses associations drainaient *de façon condensée* ses vécus très déchirés et ses aspects sensuels.

Au début de la cure, j'ai essayé plusieurs interprétations à propos de sa relation au père, sans résultat. La réalité de cette symbiose terrible et désidentifiante avait-elle entamé son sentiment d'identité ? Delphine était-elle condamnée à tout jamais, au point qu'une analyse ne lui permettrait pas non plus d'exister ? Ma frustration s'est suivie de lassitude et de scepticisme. Je me suis consacré alors à chercher des idées cliniques sur ce qui se passait : "rigidité", "renversement de perspective", "caractéropathie", "paranoïa" ; en me consolant de penser qu'il s'agissait de situations difficilement mobilisables. En fait, la description de ces tableaux ne correspondait pas exactement à celui de ma patiente. Je me suis dit, ensuite, que nous touchions les limites de l'analysable, et qu'il fallait que je vive assez longtemps pour voir peut-être un jour se modifier le tableau. Je ne pouvais plus compter sur mon savoir, mais sur *ma jeunesse*.

Mes cogitations furent vivifiées par les associations suivantes de Delphine. Son père était de vingt ans l'aîné de sa mère :

comment avait-il toléré (exigeant, comme il le paraissait dans la description de sa fille) que son épouse, puis ses enfants lui renvoient des images de jeunesse, d'inexpérience, mais aussi de dynamisme et de spontanéité ? Delphine décrivit alternativement sa mère comme "docile" et "effacée", se faisant l'écho des avis du père, ou comme sa "*complice à elle*", fonctionnant en "sœur aînée", l'habillant comme une poupée, mais dans tous les cas lui occultant les "difficultés de la vie". Elle l'aurait hyperprotégée. Je me suis demandé alors si le père n'aurait pas été jaloux de ce lien, Delphine jouant à la petite fille écervelée qui ne savait pas se montrer plus mature que sa mère, afin d'éviter d'entrer en rivalité avec elle.

Comment vivait-elle la différence d'âge entre ses parents ? Plus tard, elle me dit qu'elle avait du mal à imaginer la jeunesse du père. Pour elle, il avait toujours été "vieux".

Aujourd'hui, longtemps après la fin de cette cure, mon scepticisme de l'époque me paraît incompréhensible. Mais je dois m'avouer que c'est grâce à ce sentiment sceptique, qui déclencha l'idée de survie (autrement dit, qu'il fallait que je reste éternellement jeune pour elle, à la différence du père-éternellement "vieux") que les choses ont pu avancer.

Je parlerai brièvement de deux séances où la cure marque une évolution. Dans la première (fin de la première année), Delphine évoque un *rêve* : Elle monte sur un bateau avec d'autres jeunes, mais elle les laisse monter en premier. Le bateau possède une cabine. Sur le pont il y a plein d'oiseaux. Elle explique ne pas les supporter, ce pourquoi elle va se réfugier dans la cabine, en se cachant les yeux. Mais les jeunes jettent du pain dans la cabine. Les oiseaux, attirés par la nourriture, s'y précipitent. Elle est prise de panique et se réveille.

Dans ses associations, Delphine reconnaît l'un des garçons comme semblable à *son frère aîné*. Les *oiseaux* la font penser aux cafards qui nident chez elle à ce moment. Dernièrement, un papillon s'est "infiltré" dans l'appartement, son frère l'a écrasé avec le pied. Elle reproche alors à son frère de ne pas savoir prendre en charge ses angoisses. Pire. Il se moque d'elle. Lorsqu'ils habitaient chez les parents, le frère jetait exprès *du pain* par terre, ce qui provoquait la colère du père, mais le frère n'avait pas peur de lui.

Cela se reproduit dans le rêve : en jetant du pain dans la cabine où elle se cache, "le frère" veut y faire venir les oiseaux pour lui prouver qu'il ne faut pas en avoir peur. Les phobies de

Delphine remontent à il y a quatre ans, phobie de tout ce qui vole : oiseaux, insectes, papillons. (...) "C'est toute l'idée des contacts impossibles avec mon père." Ce n'est pas l'oiseau ou l'insecte qui lui font peur, mais c'est lorsqu'ils se mettent *à voler. Très petite, au contraire, elle se souvient que le père jouait, ouvrant les bras et s'exclamant : "Les papillons arrivent", ce qui provoquait chez elle joie et admiration.* "Plus tard, ça s'est transformé en dégoût." La phobie s'est déclenchée un été après qu'elle ait vu des libellules "qui faisaient un bruit énorme". Elle ne supporte pas non plus les *voix criardes.* "Avec mon père, un perpétuel "saut du cœur"... vacarme, bruit..."

Un peu désorienté par la "limpidité" de ce matériel, je lui rappelle des rêves anciens, puis je conclus sur le fait que les oiseaux du rêve voudraient comme se venger sur elle de ses sentiments hostiles, etc.

Delphine se demande "Je serais punie alors... vous savez, tout ce que j'attends est que quelqu'un tue le papillon... En tout cas, l'idée de "réincarnation" et de vengeance m'amuse. J'y vois toute l'idée de culpabilité... Mon impression est que mon père est toujours puissant, et que je ne pourrai jamais "en finir". Incontournable, inévitable. *Peut-être aurais-je voulu le tuer sans l'oser.* Comment se débarrasser de ce type-là ? En tout cas, c'est vous qui semblez dire qu'il était serein derrière sa violence. Je ne l'ai jamais remarqué. Parce que mon père ne comprend rien."

J'aimerais souligner, à propos de cette séance, que le transfert ressort de la façon dont elle dépeint le frère : la poussant à se confronter à sa peur, se moquant d'elle, la pressant de guérir. Elle désirait alors que je l'aide "à écraser" son père, nullement à penser sa relation à lui.

Une séance, trois ans plus tard. Delphine rêve qu'elle dort toute nue. En se réveillant (toujours dans son rêve), elle voit un ami dans son lit. Il essaie de l'exciter sans qu'il ne paraisse excité de son côté. Il est en fait brutal, pas maître de lui, il la dégoûte physiquement. Son torse, son ventre proéminent, etc...L'ami finit par éjaculer "tout seul sur le lit…" "Mais on n'est pas fâché." Elle entend son père derrière la porte demander à sa mère si Delphine se trouve à la maison. Puis la mère entre dans sa chambre en disant très aimablement : "*Excusez-moi, je ne veux pas vous déranger, je veux juste prendre la glace à papa.*" La mère est superbe. L'ami ne dit rien. Delphine se dit de lui : "Curieux, il est homosexuel mais il ne fait pas du tout efféminé."

La patiente associe sur *la glace*, c'est un des *objets fétiches* de son père, de même qu'une paire de ciseaux... En fait, son père n'avait pas d'objets en propre, ce qui l'autorisait à réclamer les objets des autres. Sa mère les cherchait pour lui, notamment lorsqu'il avait à se coiffer. Delphine se moque, en séance, de ses obsessions à lui, de ses rituels, de ses "maniaqueries" : il se révélait très féminin.

Revenant chaque semaine de chez le coiffeur, le père s'exclamait: "Il m'a encore massacré." Personne ne remarquait "son massacre". [...] Le jeune ami avec qui elle est allongée sur son lit est aussi très soigné, peut-être féminin, homosexuel, ce qu'en tout cas il n'occulte pas. Le père, avec son allure superbe, ne faisait imaginer à personne de l'extérieur qu'il aurait des manies féminines [...] Après mes interprétations, dont une sur le transfert — la mère/Delphine désirant entrer dans mon intimité —, elle avoue qu'elle se fait le pari d'inverser la tendance sexuelle de l'homme (dans le rêve, mais aussi dans la vie). Exciter l'homosexuel-efféminé ; féminiser son père-hyperviril.

A la suite de cette saisissante prise de conscience, sincère aboutissement de deux couples jeune/vieux et viril/castré (féminin) ainsi mieux intégrés, Delphine rit encore : Sa mère remarque (sérieusement) : "Il pleut, ton père ne sort pas aujourd'hui pour ne pas se décoiffer." Mais dans le rêve, "Je dénonce le ridicule ; il y a comme de l'orgueil là-dedans, le sien, le mien peut-être."

7. *J'éprouve, je jouis, donc je suis*

Le scepticisme dans le contre-transfert prédispose au *retournement*. Lorsqu'il se présente sous la forme "régressive", il déforme l'écoute en querelle narcissique et blessure ; lorsqu'il se manifeste sous la forme "scientifique", il mortifie l'analyste mais lui permet de trouver de la force aux confins de sa confiance dans l'analyse: il exige de lui de réviser son propre parcours, de toucher son être authentique, sa vie à l'état des palpitations de sa naissance.

Le scepticisme "scientifique" agira comme contrepoids à l'illusion ; il aidera à modérer les ambitions, à écarter l'impossible, pour laisser retrouver l'essentiel. Et il nous permettra de mesurer combien l'entreprise analytique est porteuse de bouleversement.

En 1748, D. Hume (p. 241) le soulignait déjà : "La grande destruction du *Pyrrhonisme*, des principes excessifs du Scepticisme, c'est l'action, c'est le travail, ce sont les occupations de la vie courantes"... et le plaisir que nous en tirons. Le "Je pense, donc je suis" cartésien serait pour Hume, qui se méfie tant de l'entendement, un "J'éprouve, je jouis, donc je suis". Il préfigure ainsi l'"Homme libidinal" de Freud.

VI

Le scepticisme comme symptôme

Nous avons examiné le contre-transfert sceptique avant de parler du symptôme sceptique, ce qui n'est certainement pas la coutume. En général, on préfère parler d'abord du patient, ensuite du contre-transfert, laissant entendre une relation de cause à effet. Le scepticisme chez le patient peut certainement induire celui de l'analyste mais, posé de cette façon, le problème n'apparaît que sous l'un de ses angles et peut-être le moins intéressant.

Faudrait-il encore insister sur le saut épistémologique de l'analyse où l'analyste se met en position d'objet d'étude au même titre que le patient ? Nous sommes aussi attachés à une autre idée. Dire que le transfert est à l'origine du contre-transfert implique de négliger tous les aléas d'une cure, les nouveautés de son parcours, et la situation présente, dramatique souvent, lors de la séance.

Nous voilà revenant à la pathologie, prudemment car bien des personnes expriment leur incrédulité concernant une idée entendue, ce qui est hautement important pour leur équilibre. Freud même ne demandait-il pas au patient s'engageant dans une cure d'adopter à l'égard de ce qu'il allait découvrir un "scepticisme bienveillant" (1915-1917) ? Le mot "bienveillant" peut prêter à sourire quand on songe à la formule équivalente de l'analyste en "neutralité bienveillante". *Bienveillance* qui rappelle un certain degré de patience et de tolérance.

Freud reconnaît combien il est *raisonnable* de rester sur ses gardes, voire méfiant, devant une entreprise incertaine ; il est légitime de ne point se livrer corps et âme à son analyste…

Dans son œuvre, le mot "scepticisme" apparaît une trentaine de fois. Il évoquera le scepticisme devant l'une de ses propres idées, ou celui du patient face à une interprétation. Parfois, c'est lui qui n'accepte pas le diagnostic proposé par l'un de ses collègues (1900, p. 260) ou les préceptes de la religion (1927*c*). Sauf exceptions, le scepticisme garde pour Freud une connotation d'opposition, voire d'obstacle au progrès (v. supra). Mais le scepticisme comme symptôme n'y figure pratiquement pas. Ce sont des situations factuelles qu'il n'analyse pas outre mesure, sauf dans deux situations que voici.

1. *Autorisation de la pensée*

L'une de ces rares allusions à son propre scepticisme est imprégnée de tendresse et de sincérité. Dans "Un trouble de mémoire sur l'Acropole", Freud évoque son voyage à Athènes, décidé rapidement à Trieste lors de ses vacances estivales passées en compagnie de l'un de ses frères. Il éprouve, après la décision, une subite humeur maussade, il ne peut pas beaucoup en parler. Il n'y voit qu'"empêchement et difficultés" pour aboutir au projet. En arrivant sur l'Acropole, Freud est assailli d'un *sentiment d'étrangeté, il ne croyait pas* tout à fait à ce qu'il était en train de voir et qu'il avait tellement rêvé de vivre, lui l'humaniste, qui avait si souvent admiré le monde hellénique. Au lieu d'enthousiasme, il éprouve de la perplexité.

En analysant soigneusement ses réactions d'incrédulité, Freud observe qu'il se refusait de fait à ce plaisir, qui aurait été l'aboutissement d'un désir "doué" d'une intensité exceptionnelle : "le refus intérieur commande qu'on maintienne le refus extérieur". "Mais pourquoi […], parce qu'on ne peut s'attendre à rien de bon de la part du destin." Lui, l'étudiant pauvre devenu un homme de science reconnu, ne peut croire que le destin lui ait permis de voir l'Acropole. Et c'est surtout par rapport à son père qu'il se sent *coupable* ; son père n'a jamais voyagé si loin ; il ne se sent pas autorisé par ce dernier, et comme brisé dans son identité, dont le noyau est précisément marqué par l'identification au père. "Il n'est pas vrai que pendant mes années de lycée j'aie jamais douté de l'existence réelle d'Athènes. Je doutais seulement de voir jamais Athènes de mes propres yeux. Aller si loin, « faire si bien mon chemin » me paraissait hors de toute possibilité. Ce sentiment était lié à l'étroitesse et à la pauvreté de nos conditions de vie dans ma jeunesse. Et sûrement, mes rêves de voyages exprimaient aussi le désir d'échapper à l'atmosphère familiale [...]." L'*incrédulité* s'étend, contenant ainsi tous ces désirs coupables d'indépendance, d'infidélité et de révolte.

Toutefois, Sigmund est loin d'imaginer que s'il lui fut donné la chance de voir Athènes, c'est aussi grâce à Jakob. La *bénédiction* du père est là, présente lors du voyage sur l'Acropole. L'auto-engendrement génère-t-il la déréalité et le scepticisme ?

Dans le livre sur *Le mot d'esprit et ses rapports avec l'inconscient*, Freud cite Dugas (1902), donnant raison aux sceptiques : si on veut expliquer un mot d'esprit, leur analyse en rompt l'enchantement. Aussi il attribuera au scepticisme un trait insidieusement agressif : il range dans ce même ouvrage le mot d'esprit sceptique (le *Witz*) parmi les *mots d'esprit tendancieux*, à côté de "l'esprit qui déshabille ou esprit obscène", "l'esprit agressif (hostile)" et "l'esprit cynique (critique, blasphématoire)" (p. 188). Comme illustration, Freud évoque une histoire juteuse, celle des "deux Juifs qui se rencontrent dans le wagon après être montés à la même gare en Galicie. "Où vas-tu", dit l'un. "A Cracovie", dit l'autre. "Vois quel menteur tu fais ! s'exclame le premier. Tu dis que tu vas à Cracovie pour que je croie que tu vas à Lemberg. Mais je sais bien que tu vas à Cracovie. Pourquoi alors mentir ?"

Il ne serait pas trop exagéré de dire que Freud tire une conclusion à la mesure de son propre génie scientifique, lorsqu'il avance : "L'effet de cette savoureuse histoire, qui semble d'une subtilité exagérée, est apparemment dû à la technique du contresens. Le second Juif se fait imputer à mensonge sa déclaration qu'il va à Cracovie, ce qui est pourtant la vérité. Ce puissant procédé technique (le contresens) se combine cependant à un autre, la représentation par son contraire ; en effet, d'après l'affirmation incontestée du premier, le second ment quand il dit la vérité et dit la vérité au moyen d'un mensonge. Or le sérieux de cette histoire consiste dans la recherche du *critérium de vérité*[1] ; à nouveau l'esprit conduit à un problème et exploite l'incertitude

1. Nous soulignons. Entre crochets, commentaires d'A. Eiguer.

d'une de nos conceptions les plus courantes." Et voici les questions posées par Freud à partir du vertex épistémologique de l'analyse : "Est-ce dire la vérité que de présenter les choses telles qu'elles sont, sans se préoccuper de la façon dont l'auditeur entendra ce qu'on dit ? N'est-ce peut-être là qu'une vérité jésuitique, et la réelle sincérité ne consiste-t-elle pas plutôt à tenir compte de la personne de l'auditeur et à lui fournir un tirage fidèle de son propre savoir ? [Ce à quoi œuvre l'analyste.] Je considère ces mots d'esprit comme suffisamment différents des autres pour leur assigner une rubrique spéciale. Ils s'attaquent non pas à une personne ou à une institution, mais à la certitude de notre connaissance elle-même, qui fait partie de notre patrimoine spéculatif. Le nom le plus approprié à ce type d'esprit serait celui d'« esprit *sceptique* »" (pp. 189-190).

Autrement dit, derrière l'énoncé, cherchons le sujet de l'énonciation, l'être total, le sujet qui se définit en direction de l'objet. Nous pensons que les analystes n'ont pas assez prêté attention à cette dernière partie de la formule...

Que veut encore nous dire Freud ? Si vous voulez transcender l'étroite limite des évidences, soyez critiques. Car, ainsi que le *nouveau* doit subir l'examen de notre incrédulité, pour qu'il y ait du nouveau, *nous devons nous interroger sur la valeur de ce qui est convenu.* Ainsi découvrirons-nous que ce qu'admettent le plus grand nombre d'humains n'est peut-être pas du tout le vrai.

2. *Trois sources*

J'ai souligné au cours du précédent chapitre que le scepticisme vise à atténuer l'intensité du vécu et l'adhésion du Moi. Mais nous devons constater à la lumière des exemples du "Trouble du souvenir" et du "mot d'esprit sceptique" qu'il ne recoupe pas toujours des situations semblables. Dans le cas de la réalité déniée, le scepticisme de Freud renvoie à sa culpabilité œdipienne, même si par son intensité nous devons nous demander si l'étrangeté qui l'accompagne ne traduit pas un bouleversement de l'être d'une certaine profondeur. Serait-il atteint dans sa conscience du monde ? Pourquoi ce clivage de la perception où il croit et ne croit pas en même temps ? Nous devons nous demander si le Moi n'est pas confronté ici au retour du refoulé de sa partie étrangère.

Dans l'exemple du mot d'esprit sceptique, il s'agit de défiance, point de suspension de la pensée indispensable à son épanouissement. On serait tenté de distinguer trois significations du scepticisme symptomatique : il est animé 1) par le sentiment inconscient de *culpabilité*, 2) par le sentiment de *méfiance*, ou 3) par une impression de *confusion* atteignant les capacités de jugement.

Dans le premier cas, une atténuation de l'émotion se révèle prédominante ; dans le deuxième, une atténuation de l'empathie (le partage et l'entrecroisement du narcissisme propre à l'illusion relationnelle) ; dans le troisième cas, une brisure dans le sentiment d'identité. Cette explication rappelle les trois angoisses recensées par les auteurs kleiniens, de perte, d'attaque et de confusion. Quant à l'angoisse de confusion, Bleger (1967) y repère l'irruption du noyau syncrétique ou psychotique, habituellement encapsulé dans le Moi.

Cette polyvalence du symptôme sceptique ne devrait pas nous faire oublier son ancrage du côté de l'analité, carrefour entre le dedans et le dehors, comme j'ai essayé de le souligner plus haut. Du point de vue descriptif, il convient d'ajouter quelques éléments.

1. Le scepticisme concerne une *perception*, une *idée* ou *impression* à propos de cette perception. Ensuite un énoncé verbal qui le confirme.
2. La perception s'adresse à un aspect de la réalité matérielle, aux personnes, au sujet lui-même, à leur morale, à leurs actes, à leurs paroles.
3. En tant que pensée, le scepticisme aboutit à l'énoncé d'une hypothèse ou d'un avis.
4. Toutefois, il apparaît plus radical et inquiétant dans le cas où l'incrédulité est dirigée sur la personne propre.
5. Un ensemble d'idées *sceptiques* se porte vers l'avenir, qu'il serait judicieux de nommer "des pronostics sceptiques".
6. La figure du *doute* est proche du scepticisme, ou elle l'infiltre.
7. On peut même trouver des idées sceptiques qui ne font pas état d'un doute : des *convictions affirmées*. Mais à ce moment-là, on les verrait plus proches des convictions, des idées fixes ou délirantes.
8. L'idée sceptique ne peut aboutir à une solution, elle ne permet pas au sujet de choisir entre les voies existantes.

L'impasse sous forme d'éternel retour au commencement (*pensée circulaire*) est le plus fréquent. C'est le trait propre au symptôme.

9. Le scepticisme, qui devient alors un état d'esprit, conduit le sujet à la *quiétude* ; il lui évite la prise de décision, d'agir, de risquer. Le sujet n'atteint pourtant pas la sérénité, peut-être de nouvelles inquiétudes l'assaillent-elles, l'état de tension s'aggravant.

3. *Mémento métapsychologique*

Du point de vue structurel et économique, le symptôme sceptique rappelle, ainsi que je l'ai fait remarquer plus haut, à la fois l'excitation intolérable qui aboutirait à la relation intime avec l'objet, et l'angoisse de perte de l'équilibre narcissique qui s'ensuivrait. Donner, ce serait se diluer dans l'autre. Mais cette explication s'avère insuffisante dès lors que l'on observe la diversité de situations conduisant au doute et à l'incrédulité.

Un plus grand développement du Moi intellectuel qui aurait grandi plus vite que d'autres aspects du fonctionnement mental expliquerait que la bataille conflictuelle s'engage au niveau de la pensée. Cette pensée est emblème de phallus voulant castrer le père, un exercice des dons fortement investis du point de vue narcissique. Nous avons vu comment Freud soutenait, non sans culpabilité, que son intelligence seule avait pu mener sa carrière avec succès. Il ne parvenait pas à reconnaître la bienveillance du père, sa bénédiction pour "aller loin". Bref, sa dette envers lui. Ce voyage, il l'aurait fait "tout seul".

La rivalité avec le père agirait dans le caractère presque magique d'une pensée qui voudrait, par le biais de la purification, paralyser le plaisir parental.

Toutefois, il serait légitime de nous demander si la pensée humaine ne s'installe pas dans une illusion : celle de se croire auto-générée et auto-gérée, et à ce titre si elle ne présente pas et ne reproduit pas tous les paradoxes du sujet. Quand on pense, on résonne avec la rêverie de la mère, qui n'est autre que le paternel symbolique, s'activant dans sa psyché. C'est avec sa rêverie que l'on travaille : on suit son cheminement, ses déductions, les transformations de contenus, de sens, que la mère a su si bien accomplir ; on admire le nouveau, l'obtention de résultats ; on s'émerveille des mutations, de l'engendrement cognitif. Et en même temps, on l'ignore. Refoulé, ce processus réciproque, identificatoire et inductif à la fois, nous le croyons inventé par nous, créé de zéro, comme le premier scientifique sur terre. Ainsi en va-t-il du Sujet aussi, qui s'installe dans le sentiment de l'originalité, dans le non-assujettissement, et pourtant il est redevable au surmoi, qui est le signe de l'objet.

C'est pour cette raison que le penser est utilisé dans un combat rival, mais au fond il est le plus digne représentant de notre dévotion envers l'autre.

Illustration 14 - Objections et objets à combattre

Je souhaite illustrer cette forme pathologique de pensée par le cas d'un patient qui émettait au début de l'analyse des objections à l'encontre de mes interprétations, les critiquant soit en totalité, soit partiellement au niveau de leur forme, ou décortiquant le raisonnement logique qui avait conduit à mes conclusions. Il pouvait dire que j'avais mal entendu les associations sur lesquelles j'avais étayé ma démonstration. Moi j'étais en général sûr de ce que j'avais entendu, mais parfois je finissais par mettre en doute mes propres souvenirs ou le bien-fondé de mon raisonnement.

A vrai dire, cette dernière situation ne s'est pas présentée très fréquemment et, en pareil cas, je retrouvais , au bout d'un moment, ma capacité de penser. Je dirais même qu'elle la stimulait en me poussant à chercher une issue à l'impasse momentanée, comme je le montrerai plus loin.

Une variante "d'objection" qui revenait avec une certaine régularité se manifestait sous une forme de banalisation et de mise à plat de mes remarques. Il essayait ainsi de leur ôter de l'intérêt, de la force. Tout cela, je crois, représentait pour lui une forme de dénégation.

Pendant une séance, je l'ai entendu prononcer "corps" à la place de "cœur". Quand je le lui fis remarquer, il me signala de manière expéditive que dans sa région on prononce les deux mots de façon similaire, donc que ce n'était pas la peine que l'on s'y attarde. A la place d'une ligne associative intéressante pour lui, il s'obnubilait en pensant au plaisir personnel de ma découverte.

En fait, nous ne possédons pas beaucoup d'éléments théoriques pour pressentir l'efficacité de nos interventions : la dénégation se révèle comme sa meilleure confirmation. La seule solution que j'ai pu envisager avec mon patient fut de me demander quels effets émotionnels à distance et plus tard produirait mon interprétation ; ensuite si son narcissisme ne réclamait pas, par l'objection, sa part du festin. Autrement dit, s'il avait besoin de démanteler mon idée, c'était en toute vraisemblance que mon interprétation avait touché juste, mais qu'il avait aussi besoin d'un temps pour reprendre son souffle (car son narcissisme l'empêchait de se laisser pénétrer par ma parole) ; bref, qu'il voulait montrer qu'il était "lui aussi" assez intelligent et précis pour penser par ses propres moyens.

Si la dénégation, l'objection, l'incrédulité d'un patient deviennent claires après coup, je trouve intéressante la façon dont cela sollicite notre contre-transfert, troublant même notre pensée, parce que nous affectionnons aussi une forme de scepticisme dans notre approche. (C'est l'identique entre patient et analyste qui aboutit à nos impasses.) Indirectement, il apparaît aussi essentiel de saisir les mécanismes de fonctionnement du scepticisme pour les faire évoluer.

De ce patient, j'ai restitué ailleurs différents moments de sa cure (Eiguer, A., 1991*a*, 1994*a* 1994*b*). Ici, je parlerai de la séquence initiale, en me centrant sur la pensée.

Grégoire vient me voir peu de temps après son installation en Région Parisienne où il a trouvé un travail. Il s'agit de son premier travail important ; sa formation de trois ans dans une école de commerce lui donne maintenant la possibilité de venir s'installer ici ; il parle de "chance", car il est heureux de se trouver près des richesses culturelles de la capitale. Originaire de la Région du Rhône, il a été traité par un psychiatre en thérapie pendant deux périodes, avec une interruption de quelques mois.

Lors de l'entretien préliminaire, le patient est tendu, même inquiet par moments ; c'est un garçon au regard à la fois fuyant et vif, habillé de façon simple et sans souci de présentation. Ce n'est pas tant la situation et le projet d'analyse qui semblent mobiliser son angoisse que la honte et la culpabilité que suscitent en lui ses troubles. Il est atterré par l'idée de vouloir tuer une femme, cela lui est arrivé avec une fille plus jeune de onze ans, dans des circonstances très précises : c'était pendant une séance de cinéma où ils étaient allés ensemble. Le thème du film ne lui semble pas avoir joué un rôle particulier. Depuis, cette idée (phobie d'impulsion) s'est reproduite à l'égard d'une deuxième femme, lors d'une relation sexuelle. Il s'agit d'une amie très proche ; il dira très timidement l'aimer, ce qui le rend encore plus malheureux. Il l'a connue lors d'un de ses séjours touristiques dans le pays dont elle est originaire (faisant la queue), puis elle est venue en France s'installer en Région Parisienne. Mais c'est ici qu'ils ont leurs premiers rapports sexuels.

Au moment de l'entretien, il me fait part de *sa deuxième série de difficultés* : son éjaculation précoce, parfois "ante portas", vécue comme une terrible catastrophe ; il en est préoccupé, et regrette de ne pas satisfaire sa partenaire. Ce symptôme se manifeste depuis son adolescence, avec les différentes amies connues, et il est particulièrement pénible pour lui avec Kh. qui lui en fait souvent grief. Leur première relation sexuelle s'est passée dans des circonstances relativement inconfortables pour lui. Kh. lui a demandé de rester allongé à ses côtés, échangeant des caresses mais sans pénétration. Bien que contrarié, il va reconnaître qu'il n'a pas eu à se confronter "à son échec sexuel". Ce patient vit son éjaculation prématurée comme une *impuissance sexuelle*, ce qui n'est pas inexact du point de vue de "l'efficacité relationnelle", de l'échange avec la femme.

J'ai pu retrouver ce vécu chez d'autres hommes particulièrement attentifs au plaisir de leur partenaire et dépendants de leur appréciation quant à la performance sexuelle. Chez mon patient, cela est déjà un indice de sa dépendance et de son extrême susceptibilité à la déception provoquée. Pour se protéger de ces sentiments, il évite les rapports sexuels, préférant "la masturbation à la honte". Cela cache une certaine parcimonie amoureuse ; il lui est fort difficile d'éprouver des sentiments. Romantique et exigeant dans ses choix, il ne lui est ni facile ni simple de se lancer à la conquête d'une fille sans être persuadé de l'aimer.

La relation entre son éjaculation précoce et la phobie d'impulsion au meurtre "ne fait aucun doute" pour lui : c'est avec Kh. que les deux symptômes se sont successivement manifestés dans la même soirée. Ce fut en effet une des premières rencontres où ils se reconnurent proches ; mon patient a senti que la fille acceptait enfin la pénétration. Après l'acte sexuel frustrant, Grégoire a eu envie de l'étrangler.

Une troisième série de symptômes concerne l'homosexualité. Il a *une autre idée obsédante*, c'est d'être obligé de se faire sodomiser par un homme. De cette idée il dira peu de choses, si ce n'est qu'il l'a vécue avec son père, décédé il y a quelques mois. C'est à la fois un ordre : "Tu dois coucher avec un homme", mais ressenti avec une horreur mêlée d'une certaine satisfaction. Il n'est toutefois jamais passé à l'acte. Son corps est, je dirais, au centre de cette difficulté car il éprouve, de temps à autre, *des frissons* dans le dos et aux fesses qui culminent en sensation de tension au niveau *de l'orifice anal.*

Une quatrième série de symptômes concerne le corps : malaise, vécu d'étouffement, hyperesthésie acoustique, troubles visuels (son regard se décentre). Les débuts de sa maladie sont "très liés" à ses préoccupations "politiques". A table, il entend une dispute entre son père et son frère aîné de cinq ans, Francis (Grégoire est le deuxième d'une fratrie de trois). Le bruit des couverts et des assiettes devient insupportable, il se sent mal, transpire et se voit obligé de quitter la table. Après, il fera la reconstruction : un des thèmes traités lors de la discussion concerne l'homosexualité, "les types qui font l'amour par le derrière". Déjà à ce moment, il avait *peur d'être tenté par l'homosexualité*, mais la discussion a réveillé en lui des sensations inconnues jusqu'alors, se répétant périodiquement dès lors qu'une discussion entre amis touche au sexe ou à l'homosexualité. (Au petit matin avant cette dispute, il rêve d'un hermaphrodite.)

Cette quatrième série de symptômes a été en fait la première chronologiquement, ce qui l'a incité à consulter, puis l'a conduit à s'engager dans la thérapie. Lorsqu'il interrompt cette thérapie, apparaissent ses phobies d'impulsion au meurtre. Affolé, il reprend contact avec son thérapeute. Sa souffrance laisse entrevoir l'importance du *masochisme*, son alliage avec l'*homosexualité.* De même, l'*omnipotence* est facile à deviner derrière l'explication causale toute faite : "le désir de meurtre survient après l'éjaculation précoce" et le recul, recours à l'onanisme, face à la honte et à la culpabilité.

Après l'entretien préliminaire et une fois l'analyse engagée, je note que le patient est très attaché à son thérapeute quitté au départ de sa région. Avare de mots traduisant ses émotions, il répétera par contre facilement ce que la thérapie lui a appris. J'interpréterai sans ambages qu'il se vit partagé entre la fidélité au thérapeute antérieur et sa décision de faire son analyse avec moi. Il se sent déchiré parce que l'infidélité à l'un ou à l'autre lui paraît inévitable. Cette interprétation sera pratiquement la seule que je ferai dans cette période initiale, interprétation que je répéterai avec des variantes, relierai à d'autres souvenirs. Grégoire va m'écouter sans me donner une réponse directe, mais il y sera attentif. Cet attachement transférentiel est sans doute au centre de sa rechute après l'interruption de "sa première tranche", car à ce moment survient le symptôme d'impulsion au meurtre des femmes. Tout en me faisant part de différends avec son thérapeute, ou à cause de cela, l'aspect d'excitation homosexuelle de cette relation est probable, outre son aspect bouclier et protecteur par rapport à notre relation analytique, à raison de trois séances par semaine en position allongée, et vécue assurément comme plus engageante.

Parallèlement, il apparaissait que dans cette thérapie sa relation avec *le père* avait été traitée de façon privilégiée, d'autant plus que la grave maladie de celui-ci, ensuite son décès prématuré, ont eu lieu pendant la période du traitement. Mobilisé probablement par un désir de réparation, Grégoire s'est particulièrement occupé du père et il est intervenu auprès des médecins. En m'en parlant, il exprime un sentiment d'inutilité sur l'évolution de ce cancer contre lequel il n'a pas pu se battre. Jusque-là la relation avec le père fut distante, franchement hostile par moment. Grégoire le considérait comme injuste et incapable de compréhension à son égard. C'était un homme intelligent mais strict, exigeant et qui occupait une place centrale dans la famille (" tout tournait autour de lui"). Grégoire s'était souvent confronté à lui sur les sujets politiques ou religieux, plus timidement sur le style de vie souhaité pour ses enfants. Afin d'éviter les disputes, il a préféré partir, mais l'affaiblissement du père a radicalement changé son attitude, il est revenu en fils à moitié repenti et voulant se racheter.

Lors de la première partie de son analyse, le patient fait part des conclusions de sa thérapie, sous forme de clichés souvent, sur la rivalité entre fils et père ou sur sa nécessité de se laisser soumettre, inféoder ou rabaisser par son père, "la sodomisation" en étant la forme la plus abrupte. Ses propres interprétations étaient aussi abruptes, passant sans nuances d'un registre réel à un registre symbolique. Il invoquait les remarques de son ancien thérapeute pour étayer ses convictions. Par la façon dont le patient avait entendu ces remarques, j'avais un sentiment d'inadéquation ; l'intellectualisation avait court-circuité toute l'élaboration. En me les restituant comme il le faisait, il dévoilait sa soumission et son plaisir d'auto-flagellation concomitant au deuil de cette thérapie, rappelant vaguement l'apparition de la phobie d'impulsion survenue après le premier abandon du thérapeute. Il restait "attaché" à ce dernier et par le deuil et par un plaisir masochiste qui lui permettait de contrôler son homosexualité transférentielle. Parler avec liberté de son homosexualité, comme il le faisait, lui donnait l'impression de l'exorciser sans l'intégrer en fait, car toute la libido s'appliquait à devancer l'autre.

Aussi étais-je comme "exclu" de cette relation, lorsque par exemple une interprétation de ma part recevait pour toute réponse une autre interprétation entendue de la bouche de son thérapeute. Dans mon contre-transfert, j'éprouvais une certaine fatigue et le sentiment d'être "à côté de la plaque". Cantonné à jouer le rôle du *tiers* marginalisé, je devais contempler passivement l'exhibition d'une autre relation thérapique, afin de me faire vivre ma fonction comme dévaluée. Je me suis alors vaguement demandé si mon patient ne devait pas mettre quelqu'un dans la fonction de l'exclu passif ou dévalué ; cette situation était une affaire exclusive d'hommes, ressemblant de façon lointaine au contexte de la querelle familiale, entre trois hommes, lorsque ses premiers troubles se manifestèrent.

Je désirais sortir de cette impasse, bien que la passivité à laquelle j'étais "soumis" n'était pas la question la plus embarrassante. L'attachement envers son thérapeute augurait quand même d'une bonne prédisposition envers moi : j'allais "hériter" et résorber ce transfert, me disais-je... pour me consoler. Ce qui me gênait le plus était de ne pas trouver "la bonne interprétation", différente de la copie conformiste, ces remarques classiques qu'il avait dû entendre. Si j'allais lui proposer quelque chose d'original, il me fallait trouver le style simple du langage infantile *au plus près de mes sentiments contre-transférentiels*. En fait, je craignais d'être à mon tour contaminé par son intellectualisme.

Curieusement absente de son récit, la mère oubliée et délaissée, c'était moi en quelque sorte. Essayant de trouver une solution omnipotente à la bisexualité (phallus plus orifice), l'homosexualité entre hommes désigne implicitement la passivité féminine comme absurde, dégradée et ridicule.

Je lui ai parlé alors "du mystère" que devait représenter sa mère pour lui, comme les femmes en général, leur vagin renfermant pour lui quelque chose de dangereux. "Ecoutez, si vous voulez parler du vagin denté, m'a-t-il tout de suite répondu, je sais ce que c'est."

Mais progressivement il évoque sa mère, d'origine allemande, qui a rencontré son père mobilisé pendant l'occupation des troupes françaises. Elle travaillait dans une dépendance de l'Armée.

Le patient réalise de fréquents voyages à l'étranger dont il revit méticuleusement les trajets, alors que sa vie en France l'ennuie. Il n'approche toutefois pas la patrie de sa mère, venue donc s'installer, jeune mariée, pour habiter en compagnie de son époux et de la mère de celui-ci, mamma italienne toute-puissante et intrigante, qui "lui a mené la vie dure". Le père, de nationalité française, descend de parents immigrés italiens. Le conflit entre la mère et sa belle-mère s'aggrave après la naissance du frère ; la mère part précipitamment avec le nourrisson. Alors le père va la repêcher en Allemagne où elle s'est réfugiée, et lui promet de la faire mieux respecter par sa propre mère.

A la fin de la première année d'analyse, les toutes premières constructions me donnent l'impression d'une amorce transférentielle différenciée.

Peu à peu, je me fais une idée plus nette des traits obsessionnels du caractère de Grégoire : rigidité, persévérance, scrupulosité, pensée circulaire par l'annulation. Son discours donne une large place aux références intellectuelles et culturelles, au détriment des éprouvés. Un type de résistance à mes interprétations m'irrite particulièrement : en recherchant la "petite bête", en brandissant son bâton-fécal pour signaler telle imprécision ou erreur, il prétend à la déstabilisation de l'ensemble de ma démonstration ; c'est autant un essai de castrer le père (mentalement, donc au niveau de sa supposée organisation anale) que de mettre au pas, au nom de son narcissisme, la pulsion du père.

Son narcissisme exige l'immobilisme. A propos de ce fonctionnement, un sens différent est proposé par B. Grunberger (1989) : la maîtrise n'agit pas seulement pour le compte du sadisme, mais pour le compte du narcissisme. L'obstination, disait déjà S. Freud en 1917, reproduit le plaisir narcissique à garder le pénis fécal en le frottant au contact de la muqueuse rectale ; l'offre, par l'exonération, ouvre le sujet à la relation avec l'objet. Son entêtement serait un refus narcissique du pénis analytique.

Progressivement, ce désir de maîtrise entraînera chez mon patient un jaillissement d'associations. Cette "vivacité de souvenirs", à laquelle faisait allusion S. Freud en 1923*b* à propos du patient sceptique, augure positivement de l'avenir analytique. Apparaît une érotisation secondaire du refus, un plaisir à ne pas faire plaisir, voire à se faire attendre, dans la souffrance qu'il supposait provoquer en moi.

4. *A-t-on besoin d'avoir un avis ?*

Au-delà de ce que le patient dit croire ou ne pas croire, ce qui émerge de lui en tant que don libidinal comptera davantage. Son avis a un intérêt relatif : il est nourri de l'insatisfaction d'un Moi qui s'oppose, dans son aveuglement, à l'offre de l'analyste comme apaisement aux blessures et étayage du Moi... Paradoxalement, la présomption se dévoile comme l'ennemie du narcissisme intégrateur.

En Grèce ancienne déjà, les Philosophes Sceptiques préconisaient de s'écarter "de toute prévention dogmatique, et loin de toute opinion, [de prendre] la vie pour guide". "Certes, sa qualité d'homme sensible le rend sujet à l'impression, mais en s'abstenant de préjuger si l'objet de cette impression est un mal par nature, il conserve son équilibre. [...] Oui, celui qui présuppose que quelque chose est bon ou mauvais par nature, ou absolument à faire ou ne pas faire, est troublé diversement. Car, en présence de ce qu'il pense être un mal par nature, il se figure être persécuté ; et quand il est entré en possession de ce qui se présente comme un bien, alors sous l'effet de l'orgueil et de la crainte de perdre, et en prenant garde de ne pas connaître de nouveau ce qu'il pense être des maux par nature, il se jette dans des troubles extraordinaires." (Dumont, J.-P., 1966, pp. 206-207 se réfère à Sextus Empiricus, dans son ouvrage *Contre les moralistes*.)

Le Sceptique ne devrait donc pas avoir d'avis sur le mal ou le bien, car l'avis négatif le porterait à *fuir* ce qu'il considère comme mauvais, devenant craintif et soupçonneux. Et l'avis *positif* le conduirait à un état de béatitude, d'idéalisation et de présomption aussi inquiétant, et à long terme source de souffrance : voir à ce titre le pauvre qui s'imagine que le bonheur viendrait avec la richesse et qui, une fois riche, vit dans la crainte de la perdre, et doit travailler encore plus dur pour la conserver...

Or le patient sceptique réagit de manière opposée au Philosophe Sceptique : il brandit des avis, des assertions, gauchissant le travail autour de l'inconscient (qui méconnaît la contradiction ou l'erreur).

Le patient semble ignorer que la vérité est *indépendante* du sujet qui l'énonce. Celui-ci n'est qu'un intermédiaire, un haut-parleur. Il suppose que son père cherche à se prévaloir d'un pouvoir qui ne lui appartient pas. Et en même temps, il nous laisse entendre combien il lui est indifférent d'atteindre une vérité quelconque. Son savoir n'est pas au service du sujet qu'il incarne, mais de l'érection du Moi.

En dernier ressort, la nature du *Sujet* ne serait-elle pas comme féminine, c'est-à-dire *toute réception, accueil* du savoir, dans le plaisir, le laissant *germer* en lui pour donner naissance à l'idée, à l'association, à la nouveauté ? Le féminin est liberté dans la sujétion. On devient Sujet par la transformation procréative à partir de la pénétration du vrai.

Dans le cas du patient sceptique, l'idéologie anale prétend, à travers le muscle qui décortique, au nom de la pureté, et moyennant le bâton qui admoneste, se substituer au *féminin.*

Mon patient a un rapport à l'homosexualité (voir son symptôme tant redouté de se voir obligé de subir une sodomisation) qui le place à mille lieues de la possibilité de recevoir passivement et avec plaisir le savoir. Porte-drapeau du pénis fécal, que ce soit le sien ou celui d'un autre, il ne voit dans la pénétration qu'humiliation : c'est pourquoi il contrôle toute faille chez l'analyste. Mais dans l'évolution de ce cas, dès que j'admets ma désignation en position maternelle, le patient baisse sa garde et se laisse entraîner dans ses associations.

Un de ses noyaux identificatoires devrait se situer du côté de cette grand-mère tyrannique. Je le souligne avec d'autant plus d'énergie que l'origine d'un tel Surmoi sadique reste obscure. Cisèlement du muscle sphinctérien ? Extase devant le triomphe de la terreur éveillant la peur de la défaillance ?

5. *Pour ouvrir une discussion sur la maîtrise*

Dans l'*Introduction*, nous avons essayé de distinguer les qualités de l'emprise selon qu'elles s'inscrivent dans le cadre du scepticisme ou dans celui du cynisme. Il nous est apparu que ce dernier vise à capter ou à anéantir le désir chez l'autre, qu'il soit désir d'amour ou de savoir. Le cynique pousse son entreprise d'appropriation (possessivité) vers la source libidinale chez autrui, l'épuisant si possible.

Le scepticisme-symptôme se comporte de façon différente. Il ne tend pas à épuiser la source pulsionnelle, mais à la baliser ou à la canaliser, évitant ainsi que son propre désir ne laisse transparaître sa castration. Aimer et désirer, être aimé et être désiré, le confronteraient rapidement au manque, le laissant à la merci de tous les excès : homosexualité ou violence extrême.

Dans la suite du texte, nous avons avancé une distinction à l'intérieur du scepticisme, le scepticisme-symptôme caractéristique dans sa forme extrême de la pensée obsessionnelle, et le Scepticisme scientifique. Je souhaite maintenant, pour compléter cette exploration, m'attarder sur le fonctionnement de l'emprise et de la maîtrise dans les deux variantes du scepticisme.

En évoquant la *relation d'emprise*, R. Dorey (1992) souligne qu'elle nous dévoile non pas les avatars de la pulsion, mais de l'*inter-subjectivité* : "Une atteinte portée à l'autre en tant que sujet désirant qui, comme tel, est caractérisé par sa singularité, par sa spécificité propre. Ainsi ce qui est visé, c'est toujours le désir de l'autre dans la mesure même où il est foncièrement étranger, échappant, de par sa nature, à toute saisie possible. [...] La visée étant de ramener l'autre à la fonction et au statut d'objet entièrement assimilable" (Dorey, R., 1988, p. 123). Jusque-là la définition correspond aux critères largement admis. Plus loin, Dorey précisera que ce qui caractérise l'emprise du pervers est, pour lui, la *séduction* d'autrui sous une forme singulière : en laissant entendre qu'il *sait* mieux que personne quel est le désir de cet autre. Le but final étant "la *captation*".

La position de l'obsessionnel serait moins nuancée, *destructrice*, usant de la *force* et cherchant le *pouvoir* sur l'autre. Cette formulation par sa radicalité peut être sujette à controverse si on ne lit pas attentivement la suite du texte, et qui peut tout aussi bien s'appliquer à l'obsessionnel : Dorey nous rappelle la *maîtrise*, à ne pas confondre avec l'emprise. Elle ne "cherche" ni l'appropriation ni la destruction du désir de l'autre, mais la "maîtrise de l'excitation à l'intérieur de l'appareil psychique afin d'éviter une situation traumatique ou afin d'y faire face" (p. 1428). La maîtrise entre en correspondance avec le désir de savoir, dont la visée fondamentale est de reconnaître le désir de l'autre, de capter ses formes, dans une position humble d'ignorance.

Le Scepticisme scientifique me paraît se situer au plus près de cette maîtrise : si d'un côté elle entrave les excès de la pulsion de savoir, elle n'en vise pas moins à l'enrichissement, donc l'accès à un stade supérieur ; quitte à vivre l'engouement de toute découverte, étonnement dans certains cas, émerveillement dans d'autres. Dans le Scepticisme scientifique, l'entrave s'adresse de manière privilégiée à la pulsion du sujet "cherchant" à mettre à l'épreuve la puissance de la vérité, à voir si celle-ci est capable de vaincre l'obstacle que le doute lui oppose. Autrement dit, le scientifique est un incrédule qui attend que la réalité lui fasse la démonstration qu'il faut croire en elle. Il joue avec la réalité pour qu'elle l'éblouisse dans son originalité : il finira par adhérer aux résultats de la preuve.

Dans ce bras de fer, il n'est pas besoin de crier au triomphe car ce qui gagne toujours est la vérité : confirmation de la précession de la scène d'amour parentale ?

Mais pour en arriver là, il ne serait pas juste d'atteindre le vrai au travers d'une trouvaille-éclair, mais par le labeur : confrontation des hypothèses contraires et expérimentation, — même si la découverte connaît, par moments, des intuitions rapides et justes.

Ces deux conditions, maîtrise et renoncement à la toute-puissance, me semblent caractériser l'économie du Scepticisme scientifique. La maîtrise apparaît aussi chez l'obsessionnel sceptique, mais le scandale qu'elle veut lui épargner n'est pas tant celui de l'erreur, que celui qui résulterait de l'attaque de l'objet d'amour (offrir les fèces serait, pour lui, donner la mort).

Je dirais que quand l'obsessionnel échoue dans sa tentative de maîtrise, épuisé de tant s'interroger, désorienté dans les labyrinthes qu'il s'est construits, c'est alors qu'il essaie de diriger sa maîtrise envers le monde. Elle devient emprise.

Dorey a raison quand il souligne la finesse du pervers contrastant avec la rude obstination de l'obsessionnel. Or cela donnerait l'impression que le pervers se confond en subtilités, qu'il crée là où l'obsessionnel démolit. Rien de plus incertain : l'anéantissement de la relation d'emprise perverse n'est qu'un banal esclavage sous l'effet brouillard des parfums exquis. Là où l'obsessionnel souhaite aplanir des sensations et affects, le pervers veut les exalter, mais en supprimant par la même occasion le désir de liberté. Plus efficace qu'un cachot sombre et froid, une prison dorée repousse à tout jamais l'envie de se battre.

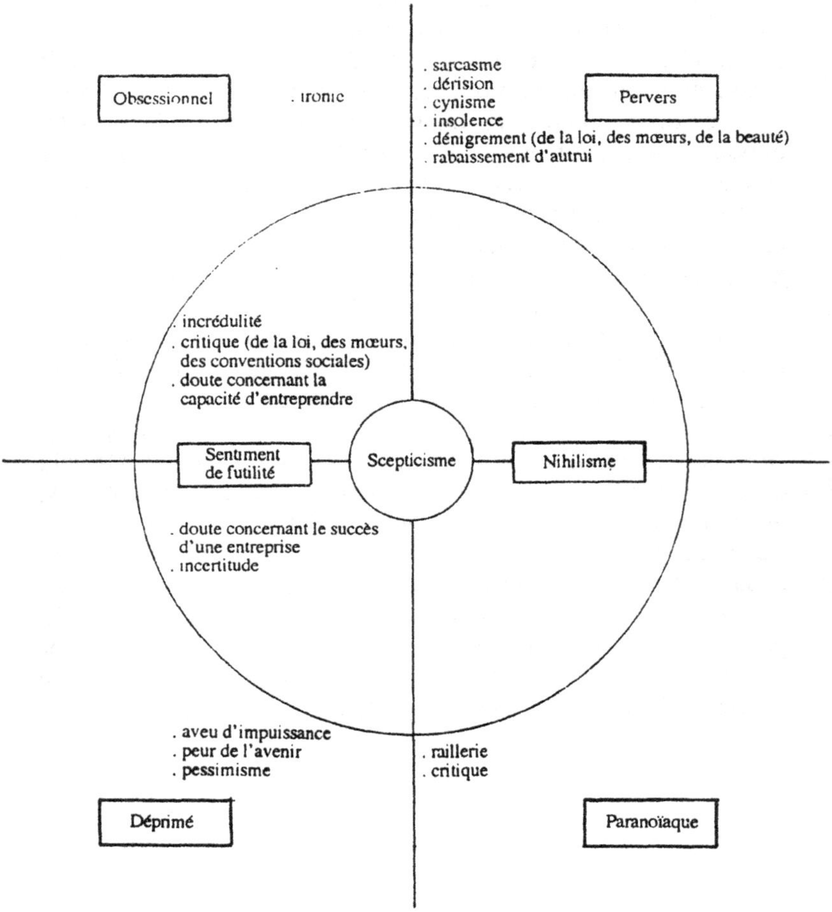

Figure 3 : Le scepticisme tel qu'il se manifeste chez l'obsessionnel, le pervers, le déprimé et le paranoïaque. A l'intérieur du cercle : états d'esprit proches du scepticisme

Conclusions

Dans ma recherche sur le cynisme, j'ai examiné le Cynisme philosophique, et le scepticisme sous ses variantes philosophique et clinique. De nature différente du scepticisme de l'obsessionnel, le scepticisme que peut présenter le cynique nous est apparu s'intégrer dans sa stratégie d'emprise et d'induction sur l'autre, étant plus un procédé qu'un état d'esprit, une attitude calculée qu'un mécanisme de défense. En revanche, chez l'obsessionnel, le scepticisme qui l'envahit périodiquement est apparu comme moyen de dégagement de son humeur maussade, voire de sa dépression.

Mes conclusions successives ont essayé de souligner la spécificité du cynisme, au centre duquel nous trouvons l'impératif de volupté : un registre bien éloigné de celui des angoisses de perte ou de castration. Le cynique ne semble pas assez désorganisé pour qu'on le rattache aux structurations psychotiques, pas davantage dans un vécu de souffrance d'amour pour l'inclure dans les névroses. J'ai également insisté sur sa position limite par rapport à la problématique narcissique, en même temps que j'ai tâché de décrire les caractères parcellaires de la représentation de ses objets et de la loi.

Il me semble intéressant de repréciser à cet endroit, les conflits psychiques qui l'animent.

Dans *La Folie de Narcisse*, j'ai proposé d'analyser chaque pathologie d'après un modèle que j'appelle "la double conflictualité psychique". Chaque structure m'est apparue comme gérée par deux conflits : l'un *narcissique* (tendances opposées tiraillées entre le désir de toute-puissance et le besoin, souvent, fébrile, même dramatique, de pallier la dispersion ou l'évidement du Moi) ; l'autre *objectal* (opposant des instances, Surmoi / ça, d'après les dernières mises à jour de S. Freud).

En étudiant l'assise moïque "insuffisante" du cynique, j'ai évoqué indirectement ce conflit narcissique : la position de surpuissance chercherait à combler ce déficit.

Dans l'*Introduction*, j'ai avancé l'idée que le pervers se vit "collé" à la mère, tout en étant paradoxalement hors-fusion, privé des virtualités nourrissantes de l'unité duelle. Il se trouve suspendu au besoin, se créant le cas échéant des "néo-besoins" (McDougall, J., 1991). Plus loin dans le texte, j'ai étudié son mal à vivre, sa situation d'étayage précaire et de recherche quelque peu stérile d'un reflet dans le miroir des yeux de la mère, ce que l'on retrouvera plus tard chez le patient déjà adulte dans la fixation *au regard*, regard qui quête, qui veut savoir s'il est aimé, d'un amour qui serait au bout du compte intronisation divine, initiation à une transmission gnostique. Et chez l'exhibitionniste, et peut-être chez les autres pervers, le regard de la victime laisserait entendre qu'elle est le double du patient, comme lorsque ce dernier voit son propre corps.

C'est K. Abraham (1925) qui, le premier, a mis en relief l'*omnipotence* du pervers (l'imposteur dans son étude) en s'interrogeant sur l'immaturité de ce Moi fissuré, délabré. Abraham ne trouve pas d'autre explication à la chute du plaisir et à la soif de réalisations nécessairement de plus en plus retentissantes. Pour lui, le triomphe de la duperie serait celui du narcissisme.

Cette toute-puissance choisit la voie de l'exaltation des sens, une voie particulière qui le confirmera en retour dans son impression d'être l'élu de Dieu et du destin, ainsi que Rosolato (1969) a su le remarquer.

En ce qui concerne le *conflit objectal*, il serait ici infléchi par la distorsion de la représentation d'objet, si tant est qu'elle est celle d'un objet animé, mais également par la nature du Surmoi primitif, dévastateur et criant à l'inutilité du désir, de tout désir. Faudrait-il y voir l'origine de cette mise à mal de la pulsion d'autrui, non sans art il faut le reconnaître, car elle se voit promettre l'étouffement dans la jouissance ?

Je le pense. Bien des traits de cette structure ressemblent à ceux d'autres organisations, mais la jouissance est l'élément constant. Elle ne manquera ni dans l'approche de cet autre, ni dans les sublimes promesses, ni dans le jeu avec la mort.

Il y a un tel impératif de simulacre dans le dressage que seule la représentation d'un Surmoi *vengeur* nous a semblé correspondre à l'attitude du Moi envers l'objet. S'érigeant en ange de la punition, ce Moi entre alors en alliance avec le Surmoi.

La participation du Moi du cynique est fondamentale également dans la construction de sa théorie dogmatique qu'il va chercher à confirmer par son comportement. Anti-scientifique, il prend le monde en tant que laboratoire d'expérimentation afin de prouver une contre-vérité.

1. *Une théorie à prouver*

Le cas de Théophile (illustration 2) a sollicité notre attention à propos de la construction d'une pensée qui voit la femme uniquement comme une peau excitable... à mettre en appétit, peu importent les conditions, l'environnement, le partenaire sexuel (pourvu que ce dernier soit bon technicien). Joëlle (illustration 3) pense que tout adulte est un dévoyeur sexuel d'enfant. Wyke, le Limier (illustration 4), veut faire le constat que Tindle n'est qu'un vaurien : malgré sa ruse, il serait incapable de surmonter les barrières de classe. Une preuve en est qu'il ne sait pas jouer par amour du jeu, mais par intérêt. Le profit le guide également dans sa liaison avec Margaret.

Théophile voudrait démontrer que les analystes sont des profiteurs, Edwige (illustration 6) qu'ils acceptent volontiers l'argent gagné illégalement.

Pierre-André (illustration 11) voudrait vérifier son idée et ses conclusions, c'est-à-dire que je suis *assez séduit* par lui pour souhaiter le convaincre de devenir hétérosexuel (l'intensité auto-référentielle et interprétative révèlent la nature limite de sa structure).

Afin de mener à terme "l'épreuve" qui entérinera la "doctrine", l'acte se déploiera en tant qu'agir pervers sexuel ou comportemental, et la parole le soutiendra par le discours cynique : ce qui va "amadouer" la victime et la préparer à accepter "la vérité sur elle-même"...

Toutefois, le corrupteur ne prouvera rien aussi longtemps que le corrompu ne jouera pas le jeu jusqu'au bout. Mais en se dessaisissant de ses certitudes, en adhérant à la "doctrine", en perdant son âme, c'est peut-être encore la victime qui aura le dessus.

2. *Objectalité et dénégation*

Je voudrais compléter cette élaboration par deux autres conclusions.

La première est une invitation à donner une dimension nouvelle à l'objectalité.

L'objet est-il l'esclave ou le maître ? Ou plutôt n'est-il pas le maître sous le masque de l'esclave ? Chez le cynique, la dépendance à l'égard de l'objet traduit une hantise de dévitalisation. Quelle meilleure issue pour lui que de devenir l'objet lumineux d'un autre, fondu dans une "foule à deux" sous le signe d'une religion diabolique ? Ne se vit-il pas pleinement inspiré par cette mère auréolée de la "présence" d'un ancêtre imposteur ?

La distinction avec le mélancolique qui recherche le consentement et la considération est aisée à établir. L'étayage par le Moi d'un autre chez le patient-limite se manifeste aussi de manière différente.

Il n'en reste pas moins que l'appétence mondaine du cynique renvoie à la question incontournable de l'objet. Simple public ? Lieu de décharge de sa haine ? Organisateur ?

a/ L'idée d'un objet-contenant ou d'un objet-toilette est intéressante, mais le cynique attend de ce dernier un rôle actif.

b/ Par ailleurs, on reconnaîtra que la vivacité exceptionnelle de sa sensualité nécessite la mort de l'objet en tant que source de plaisir.

c/ Le cynique souhaite tout autant que, dans sa quête d'une image lumineuse, l'*abjection* soit élevée au rang de *sublime*. La mort du désir chez l'objet conduirait ainsi à la naissance d'une dignité dans l'opprobre. Car la nature humaine cachée lui paraît abjecte. Sa mission : le faire ressortir. Bien que le désir de l'autre, son attachement à ses propres objets internes, à son Surmoi œdipien se dressent comme des obstacles, cette mise à plat, ce démenti de l'objet n'en recèlent pas moins une demande. Sans l'autre qu'adviendra-t-il ? Le cynique l'instruit pour qu'il réclame le moins possible. Mais voilà que l'autre devient aussi puissant : il ne permet pas seulement de prouver la théorie du cynique et de l'appliquer, il lui souffle un élément vital qui rend la théorie unie, liée, cohérente, plus forte. Et le cynique pourra crier de toute sa voix que la misère, l'abjection ou la déchéance morale sont belles.

On ne peut créer avec le *flash*, même avec l'étincelle ; on a besoin de bois, de combustible. Le pervers s'allume dans l'instant, en revanche la psyché nécessite continuité, renforcement constant des liaisons. Livrée à elle-même l'impulsion est sans avenir.

Je dirais qu'une des caractéristiques du lien objectal est celle de la "procuration", dans le sens de se procurer l'élément du désir, et de déléguer : vivre à travers l'autre qui, lui, peut éprouver.

La deuxième conclusion reprend des notions connues sur l'importance de la dénégation dans le *travail de la pensée*. A cet endroit, j'aimerais simplement souligner que l'étude du scepticisme confirme ces notions. Même l'ironie, parfois aussi le sarcasme, permettent au sujet de se dégager des angoisses et des fantasmes qui le hantent. Chez l'ironiste, l'esprit se trouve aiguisé, il profite de sa trouvaille tout en stimulant l'esprit de l'ironisé. Je rappelle que dans l'ironie, on dit le contraire de ce que l'on veut laisser entendre. On énonce un "non" alors que l'on veut faire passer un "oui". C'est le même mécanisme que celui de la dénégation ; à cela près que chez l'ironiste, il est conscient, voire réfléchi. (L'ironiste n'accable pas, il agace, dérange dans les habitudes.) La dénégation fait gagner en lucidité, et sollicite également chez l'ironisé un éveil de son intelligence. Ce dernier, percevant le sens de l'intention de l'ironiste, devra faire le chemin inverse, décrypter ce que l'ironiste aurait souhaité cacher, et aller au-delà. L'ironiste attend que l'on apprécie son génie ludique. L'agacement qu'il aurait pu provoquer virera au plaisir. Ainsi, l'ironiste et l'ironisé ont joué avec les mots pour que la pensée logique montre toutes ses potentialités. Dans cette confrontation, il n'y aura probablement ni gagnants ni perdants ; c'est la langue qui sort victorieuse. (Jankélévitch, V. 1964.)

C'est que l'ironie, aussi puissante qu'elle soit dans l'effet projectif, n'en fait pas moins travailler les souvenirs primordiaux, fait revenir au bon vieux temps de l'illusion nourrisson-mère. Car l'*illusion* est dans l'air et dans le but final, fiction dans l'énonciation même de l'ironie qui se veut *double* et *secrète.* Double car elle ne dit pas le vrai, sans offenser la morale, comme dans le mensonge effronté et manipulateur. L'ironiste ne veut tout de même pas persévérer dans le mensonge. Dans son jeu secret, il veut que le vrai soit déduit par l'autre. Car il n'y a pas d'effet ironique si l'autre ne parvient pas à comprendre. L'ironisé qui perçoit le sens de l'intention de l'ironie refera le parcours de ce dernier.

L'ironiste prétend seulement à la précession de sa découverte, qu'on reconnaisse sa "supériorité". Plus malin parce qu'il l'a vu le premier. C'est peut-être là que réside son déni de la réalité. Il se met à imaginer, fut-ce un petit quart d'heure, qu'il ne revient pas à la mère (autrui) la capacité de créer l'illusion, de lier ou de déduire, mais que c'est lui qui, formulant l'énigme par ce mot qui ne veut pas dire ce qu'il montre, a une supériorité sur elle (l'ironisé ferait office de mère). A enfant éveillé, mère intelligente, serait-il tenté de dire.

Pour Freud (1927*b*), la ligne de démarcation entre l'humour et les autres expressions spirituelles comme le comique, l'esprit, passe par la "direction" que prend l'objet de "dérision" : ou c'est soi-même ou c'est l'autre. Il convient de rappeler que l'ironie ne fait pas rire ou sourire, sauf dans l'après-coup, lorsque le jeu a été découvert. L'ironisé aurait eu l'occasion de circuler entre le malaise et l'épanchement spirituel. Pour tirer tout le bénéfice de la situation, il lui faudrait oublier l'ironiste (démentir sa présence), poursuivant sa quête personnelle au-delà de ce qu'il vient de découvrir grâce à l'ironiste. C'est lui le public pour qui et grâce à qui l'ironiste est inspiré. Il rirait dans son for intérieur de sa force : c'est le mystère des faibles et des esclaves. Pendant un moment, il a été rabaissé, maintenant il peut mesurer la portée du retournement de la situation.

En ce qui concerne la *dénégation* chez l'ironiste, il me semble que l'idée freudienne de substitution du refoulement s'applique aisément dans son cas. L'ironiste parvient à se débarrasser de l'impression que c'est lui le sujet à plaindre. Parmi les idées suggestives de l'article de Freud (1925), je soulignerai la mise en relief de la pensée, de son rôle d'arbitre et de gardien du temple : c'est par le "non" que la pensée saura ouvrir ou refermer les vannes au souvenir refoulé. C'est la pensée qui, travaillant à l'extrémité de l'appareil psychique, a le pouvoir d'identifier le refoulé en établissant le jugement de réalité extérieure de la chose, car seule la représentation reste comme témoin, maintenant intérieur, de cette réalité.

Nous rangerons donc l'ironie parmi les opérations de la pensée comme l'objection ou la critique, qui rendent lucide en introduisant la contradiction. Cette idée est déjà présente dans l'article de Freud sur "La négation" quand il laisse entendre qu'elle nous rappelle la conflictualité.

J'ajouterai que la dénégation est un signe de l'activité archaïque du noyau psychotique. Pourquoi ? Parce qu'elle traduit une opposition envers le monde, un attrait vers le bas, vers le néant, mais qui seront pourtant au service des hautes fonctions de la pensée afin de contre-balancer l'ivresse des vérités toutes faites. B. Rosenberg (1981) a insisté sur l'intrication réussie de Thanatos dans le mouvement créateur de la pulsion de vie.

Par contre, la "doctrine" du cynique s'inscrit dans la liste des pensées dogmatiques, celles qui souffrent d'une infatuation du "oui" précisément. Le "non" leur est inconnu.

L'ombre de la nuit fait rêver : alors que les soleils éternels sont si ennuyeux.

Dire "non" est en dernier ressort une conquête. Nous avons essayé de transmettre notre impression — espérons-le, avec bonheur — que le "non" est bien plus difficile à prononcer que le "oui" : il nécessite du courage, tolérance aux frustrations, ainsi que persévérance. La grandeur de ces quelques grands scientifiques qui ont fait progresser notre Humanité se retrouve dans notre humble condition d'humains, dans cet appareil à penser qui travaille quotidiennement dans l'ombre.

La dénégation sert, en dernière analyse, à déjouer les pièges de la toute-puissance, avec ses mirages et ses apparences. Elle renvoie aux vérités essentielles, celles de notre origine conçue dans la chaleur d'une nuit d'amour. Pour créer, pour inventer, pour faire ou dire du nouveau, nous rappelle-t-elle, pense à la nuit de ton engendrement. Tu sauras que si tu as une fin, tu as eu un début.

Bibliographie

Abraham, K., *L'histoire d'un chevalier d'industrie à la lumière de la psychanalyse*, 1925, trad. franç., in *Œuvres complètes*, 2, Paris, Payot, 1966, 158-172.

Abraham, N., Torok, M., *L'écorce et le noyau*, Paris, Auber-Flammarion, 1978.

Alquié, F., D. Hume. *Encyclopedia Universalis*, Paris, 1968, 8, 607-609.

André, S., *L'imposture perverse*, Paris, Seuil, 1993.

Antisthène, *Antisthenios fragmenta*, (Caizzi F.D. comp.), Milano, Istituto editoriale cisalpino, 1966.

Anzieu, D., *Le Moi-peau*, Paris, Dunod, 1985.

Anzieu, D., Lettre aux rapporteurs, *Rev. franç. psychan.*, 1990, 44, 6, 1591-1592.

Anzieu, D., *Beckett et le psychanalyste*, Paris, Mentha/Archimbaud, 1992.

Bergeret, J., *La dépression et les états-limite*, Paris, Payot, 1975.

Bion de Boristhène, *A collection of the fragments* (Kindstromd J.-F. comp.), Uppsala. Acta Univ. Uppsala, Studia graeca XI, 1966.

Bion, W., *Réflexion faite*, 1967, trad. franç., Paris, PUF, 1981.

Bion, W., *L'attention et l'interprétation*, 1970, trad. franç., Paris, Payot, 1974.

Bion, W., *La grille* (1971) in *Entretiens psychanalytiques* suivis de *La grille* et de *Césure*, Paris, Gallimard, 1980.

Bléandonu, G., *Wilfred R. Bion. La vie et l'œuvre 1897-1979*, Paris, Dunod, 1990.

Bleger, J., *Symbiose et ambiguïté*, 1967, trad. franç., Paris, PUF, 1981.

Boll, M., Reinhart G., *Les étapes de la logique*, Paris, PUF, 1961.

Bonnet, G., *Les perversions sexuelles*, Paris, PUF, 1983, 1993, Coll. Que sais-je ?

Bourdier, P., Aspects du pessimisme freudien, *Rev. franç. psychan,* 1970, 34, 2, 207-231.

Caparros, N., Sanfeliu, I. et coll., *El narcisismo. Aportaciones teóricas y clínicas*, Madrid, Quipu, 1992.

Cedraschi, Ch., Merceron, C. Rossel, F., Un cas particulier d'apparente divergence entre Rorschach et TAT, *Bull. de psychologie,* 1990, 43, 396, 725-729.

Chervet, B., Comment habiller un vide : Dandysme et confection de fétiche, *Bulletin de la Société Psychanalytique de Paris,* 1993, 28, 15-21.

Degas, *Psychologie du rire*, 1902.

Deutsch, H., *L'imposteur : contribution à la psychologie du Moi d'un type de psychopathe*, in *Psychanalyse des névroses et autres essais*, trad. franç., Paris, Payot, 1970, 270-286.

Dion Chrysostome, *Discourses*, (Cohoon, J.W., Crosby, H.L. trad.), 1932-1951.

Dorey, R., *Le désir de savoir*, Paris, Denoël, 1988.

Dorey, R., Le désir d'emprise, *Rev. franç. psychan.*, 1992, 56, 1425-1432.

Dumond, J.-P., *Les Sceptiques. Textes choisis*, Paris, PUF, 1966.

Eiguer, A., Croyance et narcissisme dans la relation perverse, *Etudes psychothérapiques*, 1980, 42, 11, 4, 271-278.

Eiguer, A., *Un divan pour la famille*, Paris, Centurion, 1983.

Eiguer, A., La bande d'adolescents dans ses rapports avec le début de la psychose, *Psychiatrie franç.*, 1984, 10, 15, 3, 81-82.

Eiguer, A., *La parenté fantasmatique*, Paris, Dunod, 1987 *a*.

Eiguer, A., La bande d'adolescents, le psychotique et le groupe familial, *Revue de psychothérapie psychan. de groupe*, 1987 *b*, 7-8, 59-72.

Eiguer, A., *Le pervers-narcissique et son complice*, Paris, Dunod, 1989.

Eiguer, A., *Les métaphores sociales*, in *Communications* au 50e Congrès de Psychan. langue française, Paris, PUF, 1990.

Eiguer, A., *La folie de Narcisse. La double conflictualité psychique*, Paris, Dunod, 1991 *a*.

Eiguer, A., Le sujet mondain, *Rev. franç. psychan.*, 1991 *b*, 6, 1713-1719.

Eiguer, A., Quand les cyniques allaient au Paradis, *Rev. franç. psychan.*, 1992 *a*, 2, 1673-1677.

Eiguer, A., L'humour dans l'énonciation de l'interprétation, *Bull. de la Soc. Psychan. de Paris*, 1992 b, 26, 75-84.

Eiguer, A., L'anorexie : un fétichisme féminin. Une féminité du troisième type ? *Bull. de la Soc. Psychan. de Paris*, 1993 *a*, 28, 37-42.

Eiguer, A., Imposture et perversion. Héritage transgénérationnel, *Le Journal des psychologues*, 1993 *b*, 104, 42-45.

Eiguer, A., Quinze questions sur la mythomanie (reportage), *Femme actuelle*, 1993 *c*, 462, 12-13.

Eiguer, A., Un des traits spécifiques du dialogue analytique : l'imprévisibilité, *Psychanalyse en Europe*, 1993 *d*, 41, 20-29.

Eiguer, A., *Une fêlure dans le miroir*, Paris, Bayard, 1994.

Eiguer, A., A propos de la "défense cynique", *Rev. psychothérapie psychan. groupe*, 1995, 23.

Eschyle, *Les Euménides*, trad. franç., Paris, Flammarion, 1964, 203-234.

Fain, M., *Le désir de l'interprète*, Paris, Aubier-Montaigne, 1982.

Freud, S., *Interprétation des rêves*, 1900, trad. franç., Paris, PUF, 1967.

Freud, S., *Trois essais sur la théorie de la sexualité*, 1905*a*, trad. franç., Paris, Gallimard, 1962.

Freud, S., *Le mot d'esprit et ses rapports avec l'inconscient*, 1905 *b*, trad. franç., Paris, Gallimard, 1953.

Freud, S., *Remarques sur un cas de névrose obsessionnelle*, 1909 *a*, trad. franç., in *Cinq psychanalyses*, Paris, PUF, 1954, 199-261.

Freud, S., *Un souvenir d'enfance de Léonard de Vinci*, 1909 *b*, trad. franç. Paris, Gallimard, 1927.

Freud, S., *Totem et tabou*, 1912, trad. franç., Paris, Payot, 1977.

Freud, S., *Quelques types de caractère dégagés par la psychanalyse*, 1915-16, trad. franç., *Essais de psychanalyse appliquée*, Paris, Gallimard, 1933, 105-135.

Freud, S., *Introduction à la psychanalyse*, 1915-17, trad. franç., Paris, Payot, 1972.

Freud, S., *Sur la transposition des pulsions, plus particulièrement dans l'érotisme anal*, 1917, trad. franç., *La vie sexuelle*, Paris, PUF, 1962.

Freud, S., *Le moi et le ça*, 1923 *a*, trad. franç., in *Essais de psychanalyse*, Paris, P.B. Payot, 1975, 177-234.

Freud, S., Remarques sur la théorie et la pratique de l'interprétation du rêve, 1923 *b*, *Psychanal. à l'Université*, 1978, 3, 12, 553-562.

Freud, S., La négation, 1925, *Rev. franç. de psychan.*, 1934, 7, 2, 174-177.

Freud, S., *Le fétichisme*, 1927 *a*, trad. franç, in *La vie sexuelle*, Paris, PUF, 1973.

Freud, S., *L'humour*, 1927 *b*, trad. franç., in *Le mot d'esprit et ses rapports avec l'inconscient*, suivi de *L'humour*, Paris, Gallimard, 1953.

Freud, S., *L'avenir d'une illusion*, 1927 *c*, trad. franç., PUF, 1971.

Freud, S., *Un trouble de mémoire sur l'Acropole. Lettre à R. Rolland*, 1936, trad. franç., in *Résultats, idées, problèmes*, Paris, PUF, 1985, 221-230.

Freud, S., *Un trouble de mémoire sur l'Acropole. Lettre à R. Rolland,* 1936, trad. franç., in *Résultats, idées, problèmes,* Paris, PUF, 1985, 221-230.

Freud, S., *Moïse et le monothéisme*, 1938 *a*, trad. franç., Paris, Gallimard, 1948.

Freud, S., *Le clivage du moi dans le processus de défense,* 1938 *b*, in *Résultats, idées, problèmes II*, Paris, PUF, 1985, 283-286.

Freud, S., Abraham, K., *Correspondance 1907-1926*, trad. franç., Paris, Gallimard, 1969.

Green, A., Pourquoi le mal ? *Nouv. rev. psychan.*, 1988, 42, 239-261.

Green, A., Penser l'épistémologie de la pratique, *Rev. franç. psychan.,* 1990, 54, 6, 1533-1541.

Green, A., *Le travail du négatif,* Paris, Minuit, 1993.

Greenacre, Ph., *Les imposteurs*, 1951, trad. franç., in Grunberger, B., Chasseguet-Smirgel (comp.), *L'identification*, Paris, Tchou, 1980, 267-285.

Grunberger, B., *Narcisse et Anubis*, Paris, Des femmes, 1989.

Hamilton, J., *La Mythologie*, 1940, trad. franç., Paris, Marabout, 1978.

Hume, D., *Treatise of human nature (Traité sur la nature humaine),* London, J. Noon, 1739.

Hume, D., *Enquête sur l'entendement humain*, London, A. Millar, 1748, trad. franç., Paris, Flammarion, 1983.

Jankélévitch, V., *L'ironie,* Paris, Flammarion, 1964.

Joseph, B., A clinical contribution to the analysis of a perversion, 1969, trad. franç., in *Les perversions. Les chemins de traverse*, Paris, Tchou, 1980.

Kant, E., *Critique de la raison pure*, 1781, trad. franç., Paris, Flammarion, 1965.

Kernberg, O., *Les troubles limites de la personnalité*, 1975, trad. franç., Toulouse, Privat, 1979.

Kestemberg, E., La relation fétichiste à l'objet, *Rev. franç. psychan.*, 1978, 42, 2, 195.

Khan, M., *Le soi caché*, 1974, trad. franç., Paris, Gallimard, 1976.

Khan, M., *Figures de la perversion*, 1979, trad. franç., Paris, Gallimard, 1981.

Klein, M., *La psychanalyse des enfants*, 1932, trad. franç., Paris, PUF, 1959.

Klein, M., Rivière, J., *L'amour et la haine. Le besoin de réparation*, 1937, trad. franç., Paris, Payot, 1968.

Laplanche, J., Pontalis, J.-B., *Vocabulaire de la psychanalyse*, Paris, PUF, 1967.

Legrand, G., *Vocabulaire de la philosophie*, Paris, Bordas, 1972.

Lutenberg, J., *Contra-transferencia y verdad,* Ateneos de APDEBA, Buenos Aires, 1989.

McDougall, J., La sexualité addictive, *Psychiatrie française,* 1991, 22, n° spécial, 29-51.

Meltzer, D., *Les structures sexuelles de la vie psychique*, 1973, trad. franç., Paris, Payot, 1980.

Merceron, C., Husain, O., Rossel, F., Aménagement particulier des états-limites : les organisations perverses de la personnalité à travers le Rorschach, *Psychologie française,* 1985, 30, 2, 202-212.

Merceron, C., Rossel, F. Cedraschi, C., Aménagement particulier des états limites : les organisations faux-self de la personnalité à travers le Rorschach et le TAT, *Psychologie médicale*, 1989, 21, 7, 871-878.

Merceron, C., Rossel, F., Cedraschi, C., Réflexion sur la notion de faux-self, deux niveaux de fonctionnement mis en évidence, *Rev. psychol. appliquée*, 1990, 40, 2, 183-203.

Merceron, C., Rossel, F., Mathey, M.-L., La plainte douloureuse chronique et son approche psychologique à travers les techniques projectives, *Psychologie médicale*, 1990, 22, 8, 681-686.

Mérigeau, P., *Mankiewicz*, Paris, Denoël, 1993.

Montaigne, M. E. de, *Essais*, Paris, Gallimard, 1963.

Mynard, J., Perversités, perversions, et l'avantage de les différencier, *Revue franç. psychan.*, 1983, *47*, 383-390.

Paquet, L., *Les Cyniques grecs. Fragments et témoignages*, Ottawa, Presses Universitaires d'Ottawa, 1975, nouvelle édition 1988.

Penot, B., Le surmoi paternel dans la cure : Un tenant ou un aboutissement, *Bull. Soc. Psychan. Paris*, 1990, 17, 107-120.

Pontalis, J.-B., *La force d'attraction*, Paris, Seuil, 1990.

Quinodoz, D., *Le vertige, entre angoisse et plaisir*, Paris, PUF, 1994.

Quinodoz, J.-M., *La solitude apprivoisée*, Paris, PUF, 1991.

Rosenberg, B., Sur la négation, *Les Cahiers du Centre de Psychanalyse et de Psychothérapie*, 1981, 2.

Rosenfeld, H., Les aspects agressifs du narcissisme. Un abord clinique de la théorie des instincts de vie et de mort, *Nouv. rev. psychan.*, 13, Paris, Narcisses, 1976.

Rosolato, G., *Etudes sur le symbolique*, Paris, Gallimard, 1969.

Schmidt, J., *Dictionnaire de la mythologie grecque et romaine*, Paris, Larousse, 1965.

Sextus Empiricus, *Hypotyposes pyrrhoniennes. Contre les professeurs. Contre les dogmatiques.*

Shakespeare, W., *Timon d'Athènes*, 1623, trad. franç., Paris, Gallimard, 1959, 1183-1243. Présentation par H. Fluchère.

Stengers, I.P., *Boîtes noires scientifiques, boîtes noires professionnelles,* in *La psychanalyse : une science ?,* Paris, Belles lettres, 1989.

Tomassini, M., Désidentification primaire, angoisse de séparation et formation de la structure perverse, *Rev. franç. psychan.*, 1992, 56, 1541-1613.

Towne, J.E., Scepticism as a freudian "defense-reaction" (A psychoanalysis of Bazaroff, the hero of Turgeniev's novel, "Fathers ans sons"), *The psychoan. rev.* , 1920, 2, 159-162.

Vernant, J.-P., *Mythe et religion en Grèce ancienne*, Paris, Seuil, 1990.

Weiss, J. (reported by), Clinical and theorical aspects of "as if" characters, *Journ. amer. psychoan. ass.*, 1966, 14, 3, 569-590.

Winnicott, D., *Jeu et réalité,* 1971, trad. franç., Paris, Gallimard, 1975.

Zac, J., El impostor, *Revista de psicoanalisis,* 1964, 21, 1, 58-75.

Références

Au fur et à mesure que je progressais dans l'examen du cynisme, j'ai pu présenter mes premières conclusions devant les participants à des colloques et des congrès, dont les remarques et suggestions encourageantes m'ont beaucoup stimulé dans la poursuite de cette recherche.

- Le 8 juin 1991, à la Faculté de Médecine de Bobigny, je suis intervenu sur la question de la généalogie des imposteurs. Ma communication a été publiée dans le Cahier 47 "L'objet transgénérationnel", édité par le Département de psychopathologie de l'enfant et de la famille. Elle est reprise, remaniée et enrichie, dans le Chapitre Trois de cet ouvrage.

- L'Introduction retrace les idées d'un article faisant partie des actes du 52e Congrès de Psychanalystes de langue française de Pays romains (Rome, 28-31 mai 1992. Cf. Eiguer, A., 1992 *a*).

- Le 2 juillet 1993 dans le 11e Forum professionnel organisé par le *Journal des Psychologues*, "Violences, penser, agir, transformer", j'ai parlé de la "Composante perverse des états-limites" (Chapitre Quatre).

Je remercie les éditeurs pour l'autorisation de reproduction des textes cités.

Index

585254 - Novembre 2014
Achevé d'imprimer par

1livre.com
du rêve à la réalité !

Made in the USA
Monee, IL
05 November 2026

67811484R00098